The Instruction Guide to Motor Neuron Disease Rehabilitation Nursing

运动神经元病康复护理指导手册

第二版

中国残疾人联合会 ◎ 编

华夏出版社
HUAXIA PUBLISHING HOUSE

编写委员会

主　编　樊东升　　王金环

编　委（以按姓氏笔画为序）

王　旭	北京大学第三医院
王　晖	北京大学第三医院
王丽平	北京大学第三医院
王金环	北京东方丝雨渐冻人罕见病关爱中心
王俊岭	中南大学湘雅医院
牛　琦	江苏省人民医院
芦海涛	中国康复研究中心北京博爱医院
叶　珊	北京大学第三医院
刘　洪	北京大学第三医院
刘　琪	北京大学第三医院
刘小璇	北京大学第三医院
李　卉	北京大学第六医院
李存江	首都医科大学宣武医院
李宏福	浙江大学医学院附属第二医院
李晓光	北京协和医院
邹漳钰	福建医科大学附属协和医院
宋红松	北京大学第三医院

张　旻	华中科技大学同济医学院附属同济医院
张　娜	北京大学第三医院
张　皓	中国康复研究中心北京博爱医院
张在强	首都医科大学附属北京天坛医院
陈　璐	北京大学第三医院
陈　嬿	复旦大学附属华山医院
罗永梅	北京大学第三医院
周宝华	北京大学第三医院
赵文静	患者家属
赵红梅	中日友好医院
荣悦彤	北京大学第三医院
姚晓黎	中山大学附属第一医院
郭爱敏	北京协和医学院
唐　璐	北京大学第三医院
黄旭升	中国人民解放军总医院
笪宇威	首都医科大学宣武医院
商慧芳	四川大学华西医院
梁青鑫	北京大学第三医院
隗佳珺	北京大学第三医院
樊东升	北京大学第三医院

序 言

为了生命更美好

这是一本医学专业书,却又不同于一般的医学教材,因为它承载着很多人及其家庭的痛苦与无奈。我希望读者都能关注这本书和这种叫作运动神经元病的疾病。我也希望大家在了解了这种病之后,更加关心这些患者,无论是在家庭、医院,还是在社区,都能有更多的志愿者帮助他们。

运动神经元病是一组罕见的神经系统变性疾病,致病原因不明,目前还不能治愈。运动神经元病的致残率为100%,患者在发病后,会逐渐丧失运动功能,不能走路,不能坐立,直到有一天躺在床上,再也起不来了,就像在冰天雪地里,身体一点点被冻僵,因此,他们被称为"渐冻人"。据不完全统计,我国大约有10万人患有运动神经元病。渐冻人是非常痛苦的,他们的身体仿佛被无形的枷锁禁锢了,除了眨眼睛,几乎失去了所有的运动能力,这让他们和家人承受着巨大的痛苦和煎熬。

但是,也有在困境中创造奇迹的患者,有的患者勇敢顽强,在自己的努力和家人的帮助下,生命的长度早已经超过了医生的预期。我曾到运动神经元病患者刘继军的家中走访看望,他已患病十几年,除了能眨眼睛,身体完全瘫痪了,他的气管被切开,呼吸依靠机器,还做了胃造瘘,他的痛苦是常人无法想象的,他从家里的顶梁柱变成一个重度残疾人,但是,他以坚韧的意志力战胜痛苦,不但顽强地活着,还学会用眨眼睛的方法选字,写文章。他鼓励病友增强信心,好好生活,并且向病友分享自己"活着"的经验。刘继军是一个普通的患者,但他的故事感人至深,对他而言,活着就是意义,活着就是一束希望的光芒，定会为他人照亮生活的路。在社会各界的支持和帮助下，刘继军发起并成立了全国第一家渐冻人关爱中心——北京东方丝雨渐冻人罕见病关爱中心。那个冬天，我去看望刘继军，看到他生活的环境，我特别感动，屋里窗明几净，非常整洁，护理仪器和物品摆放得井井有条。对常年卧床的患者来说，清爽温馨的环境多么重要，它能给患者带来好心情，更能维护生命的尊严。刘继军的爱人王金环为他做到了这一切，她是一个可歌可赞的好人，是千百个渐冻人家属中的一个，她在逆境中陪伴照护刘继军，始终不离不弃。在繁重的照护工作之外，她还带领北京东方丝雨渐冻人罕见病关爱中心的工作人员开展工作，帮助更多的病友。

至今，医学上还没有治愈运动神经元病的方法，但不能治愈不等于不可治疗和康复，我们可以采用多学科的方法帮助患者，让他们生活得更长久、更有尊严、更有质量，让渐冻人兄弟姐妹和他们的家属感受到更多亲情和温暖，看到更多的希望。

中国残疾人联合会康复部委托北京东方丝雨渐冻人罕见病关爱中心组织相关专家精心编写了《运动神经元病康复护理指导手册》，在服务渐冻人方面做了一件重要的事。这本书汇集了运动神经元病医务工作者、患者及患者家属长期积累的工作经验和康复护理知识，内容全面，通俗易懂，能够为医护人员、患者及患者家属提供有效的指导。相信这本书能为运动神经元病康复护理工作提供有效的支持，也会使运动神经元病康复护理工作更具人文关怀，更加科学有效。

习近平总书记强调，"要增强全社会残疾预防意识，重视残疾人健康，努力实现残疾人'人人享有康复服务'的目标"。作为一个特殊困难群体，渐冻人更需要得到专业的治疗、护理与康复，更需要全社会给予格外关心和帮助，希望渐冻人的家属、医务工作者和全社会爱心人士共同携手，为渐冻人过上有质量、有尊严的生活而努力。

修订背景

为进一步普及运动神经元病康复护理理念，提高运动神经元病康复护理水平，中国残疾人联合会（简称"中国残联"）康复部委托北京东方丝雨渐冻人罕见病关爱中心（以下简称"东方丝雨"），对《运动神经元病康复护理指导手册》进行修订再版。

对于运动神经元病，目前还没有有效的治愈方法，但是"不能治愈不等于不可治疗"。实践证明，采用多学科的方法，能够帮助这些患者生活得更长久、更有尊严、更有质量，让患者和家庭看到更多的希望。

中国残联高度重视运动神经元病康复护理工作，张海迪主席多次看望运动神经元病患者，并要求做好相关工作。中国残联康复部积极落实张海迪主席指示精神，"十三五"期间，委托东方丝雨组织业内权威专家编写出版了《运动神经元病康复护理指导手册》，张海迪主席特为该手册作序——《为了生命更美好》。这部既有理论性又有实用性的运动神经元病康复护理指导专业用书，填补了国内有关运动神经元病康复护理方面的空白，不仅为运动神经元病患者和家属送去了专业的技能和生活的希望，还培训了一大批临床医护人员，为基层医护人员掌握更多罕见病知识提供了帮助。该书一经出版，就得到了医务工作者、患者和患者家属的欢迎，已成为广大患者、患者家属及医务工作者学习运动神经元病康复护理知识的必备教材，出版后数次加印。

随着人们对康复护理认知的不断深入、科学康复理念和技能的不断提高与创新，以及康复护理需求的增加，广大医务工作者、患者、患者家属对该书进行修订的呼声越来越高。

"十四五"期间，中国残联在总结"十三五"期间渐冻人互助自助工作的经验，听取社会组织、医疗专家、患者及其家属对渐冻人"急难愁盼"问题的反映意见的基础上，决定对该书进行修订。

本次修订历时六个月，在修订过程中，编委会多次召开座谈会、撰稿会和专家论证会，并征求基层工作人员、患者及其家属的意见，多方调研，科学论证，确保内容通俗易懂，贴近基层实际工作需求。

本次修订增加了国内外运动神经元病疾病认知、治疗方法、康复技术、心理关怀等方面的新进展。该书紧紧围绕运动神经元病基层医疗工作者与照护者需要掌握或了解的疾病与康复护理基本知识，运动神经元病康复护理的主要技术与方法，与之相关的政策与社会支持网络，以及现代医学和科技进步能够为患者所提供的支持等内容，为患者提供精准、及时和有效的指导，以帮助患者获得规范化的综合治疗、科学护理，提高生活质量，延长生存期。

修订后，本书包括绪论及六章二十四节，阐述了运动神经元病的有关概念及治疗与康复护理规范，供基层医疗工作者及照护者在给运动神经元病患者提供治疗与康复护理服务中参考、使用。

目 录

绪 论

一、流行病学特征 ……………………………………………… 2

二、病因与发病机制 …………………………………………… 5

三、临床表现与分型 …………………………………………… 10

四、诊断标准 …………………………………………………… 12

五、辅助检查 …………………………………………………… 15

六、治疗 ………………………………………………………… 18

第一章 运动神经元病的心理支持

第一节 患者心理变化与应对策略 …………………………… 21

一、初期阶段 …………………………………………………… 21

二、进展阶段 …………………………………………………… 22

三、后期阶段 …………………………………………………… 22

第二节 患者心理支持技术 …………………………………… 23

一、重构认知 …………………………………………………… 23

二、调节情绪 …………………………………………………… 26

三、建立支持系统 ·················· 29

第三节　家属心理支持技术 ·················· 30
　　一、自我照顾 ·················· 30
　　二、管理情绪 ·················· 30
　　三、设定界限 ·················· 30
　　四、建立家庭沟通机制 ·················· 31
　　五、规划未来与应对变化 ·················· 31
　　六、寻找外部支持 ·················· 31

第四节　抑郁、焦虑症状的自我识别 ·················· 32
　　一、抑郁自评量表 ·················· 32
　　二、焦虑自评量表 ·················· 33

第五节　心理症状的药物治疗 ·················· 34

第二章　运动神经元病的营养支持

第一节　营养概念 ·················· 36
　　一、名词定义 ·················· 36
　　二、营养目标 ·················· 37

第二节　运动神经元病的营养状态和能量代谢特点 ·················· 38

第三节　运动神经元病的营养评价 ·················· 42
　　一、营养筛查 ·················· 42
　　二、营养评定 ·················· 45
　　三、营养诊断 ·················· 47

第四节　运动神经元病的营养管理 47
　　一、能量表和饮食推荐 47
　　二、进食护理 51
第五节　运动神经元病的常见营养支持误区 53

第三章　运动神经元病的呼吸管理

第一节　无创机械通气 54
　　一、认识和沟通介入时机 54
　　二、运动神经元病呼吸受累的机制 54
　　三、ALS 患者呼吸功能障碍的识别 55
　　四、ALS 患者的无创机械通气 58
　　五、ALS 患者对呼吸治疗存在的误区和疑问 61
　　六、国内 ALS 患者呼吸治疗现状 65
第二节　有创机械通气 65
　　一、开始有创机械通气的时机 66
　　二、有创机械通气的实施流程 67
　　三、常见并发症的预防与处理 68
　　四、常见紧急事件的识别与处理 69

第四章　运动神经元病的康复与辅具支持

第一节　康复 72
　　一、运动神经元病的类型 72

二、康复评价 ·· 73

　　三、康复措施和手段的选择 ··· 74

第二节　辅助器具支持 ··· 91

　　一、运动神经元病患者使用辅具一览表 ································· 91

　　二、智能辅具前景 ·· 96

第三节　脑机接口技术在运动神经元病治疗中的前景展望 ········· 96

　　一、脑机接口技术的基本概念与原理 ···································· 96

　　二、运动神经元病的治疗现状 ··· 100

　　三、脑机接口技术对运动神经元病的应用价值 ····················· 101

　　四、研究成果与发展趋势 ·· 104

　　五、政策法规支持与伦理道德考量 ······································ 105

第五章　运动神经元病的综合护理

第一节　日常生活环境 ··· 109

　　一、居住空间环境 ·· 109

　　二、居家环境布局和改造 ·· 111

　　三、仪器设备的放置 ··· 115

　　四、安全设施 ·· 115

　　五、通信设施 ·· 118

　　六、家居物品的清洁与消毒 ··· 119

第二节　日常生活照护 ··· 121

　　一、个人卫生 ·· 121

二、行动与转移 ·································· 133
　　三、排泄的护理 ···································· 144

第三节　营养管理与进食护理 ························ 154
　　一、经口进食的管理与护理 ······················ 155
　　二、留置 PEG 管的管理与护理 ·················· 161
　　三、留置鼻胃管的管理与护理 ···················· 166
　　四、进食中误吸的识别和处理 ···················· 169

第四节　呼吸的管理 ·································· 172
　　一、呼吸功能的自我监测 ························ 172
　　二、有效咳嗽的方法 ····························· 172
　　三、叩击排痰法 ···································· 174
　　四、吸痰法 ··· 175
　　五、无创机械通气的护理 ························ 176
　　六、有创机械通气的护理 ························ 180

第五节　用药的护理 ·································· 186
　　一、利鲁唑 ··· 186
　　二、依达拉奉 ······································ 187
　　三、托夫生 ··· 187

第六节　沟通交流的技巧 ···························· 187
　　一、语言沟通 ······································ 187
　　二、非语言沟通 ···································· 189

第六章　运动神经元病的家庭康复护理与生活秩序重建

第一节　做好家庭生活规划，重建家庭生活秩序 194

一、职业规划 194

二、家庭医疗规划 196

三、休养规划 199

四、家庭康复护理规划 201

五、家庭生活秩序重建 201

第二节　运动神经元病家庭康复护理技巧 203

一、居家衣食住行 203

二、家庭康复护理中常用的监测指标和监测方法 211

三、主要医辅用具的养护与清洁 214

四、居家护理必需的备用设备或辅具 218

五、家庭康复护理中常见问题的处理方法 220

六、家庭康复护理必须掌握的紧急情况处理方法 222

第三节　患者家属的心理护理 229

一、家属的心理建设 229

二、安宁疗护 234

三、丧亲关怀 235

参考文献 238

绪　论

肌萎缩侧索硬化（amyotrophic lateral sclerosis，ALS）是运动神经元病（motor neuron disease，MND）中最常见的一种类型，该病在法国被称为夏科病（Charcot's disease），在美国则被称为卢伽雷病（Lou Gehrig's disease），在中国，该病患者被形象地称为"渐冻人"。最早的 ALS 病例是由阿兰（Aran）（1848）描述的，直到 1869 年，夏科才正式定义和鉴定了我们现在认为是 ALS 的具体病例。在本书中，疾病名称统一使用"运动神经元病""ALS"。

此病是一组慢性、进行性的神经系统变性疾病，以肌肉逐渐萎缩和无力为主要特征，最终导致呼吸困难、吞咽困难，以及全身运动能力的丧失。ALS 主要累及上运动神经元（位于大脑和脑干）和下运动神经元（位于脊髓），导致球部（延髓）、四肢、胸部和腹部的肌肉逐渐无力和萎缩。疾病的出现常常悄无声息，患者首先出现一些细微的症状，并未重视，随后常因反复跌倒或言语不清而就诊。部分患者可有感觉异常的主诉，但通常没有感觉异常的客观证据，二便功能完好。肌无力症状通常在单一肢体出现，随病情进展，其他部位逐渐受累。其他不典型的首发症状可表现为体重下降、肌肉痉挛和"肉跳"、性格改变、认知功能障碍等。20%~50% 的患者可出现认知功能损害，5%~15% 的患者可发展为额颞叶痴呆（frontotemporal dementia，FTD）。

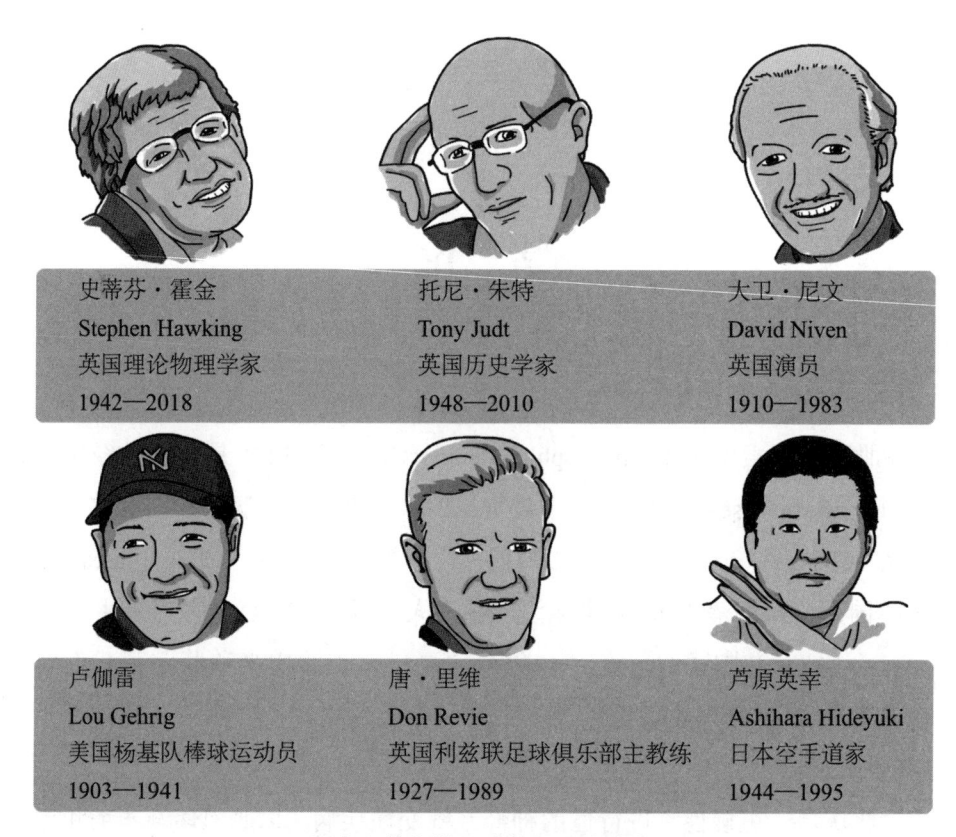

史蒂芬·霍金 Stephen Hawking 英国理论物理学家 1942—2018	托尼·朱特 Tony Judt 英国历史学家 1948—2010	大卫·尼文 David Niven 英国演员 1910—1983
卢伽雷 Lou Gehrig 美国杨基队棒球运动员 1903—1941	唐·里维 Don Revie 英国利兹联足球俱乐部主教练 1927—1989	芦原英幸 Ashihara Hideyuki 日本空手道家 1944—1995

历史上著名的运动神经元病患者

一、流行病学特征

（一）发病率与患病率

ALS 的发病率较低，各国不一，约为 0.4~2.6 人/（10 万人·年）。目前，ALS 病因尚不明确，临床表现存在着明显的异质性，各地使用的诊断标准不一，导致临床数据收集及统计较为困难，造成关于 ALS 的流行病学研究及病因学研究可能存在误差。基于人群的登记系统的建立及新的研究方法的使用，能够在一定程度上使数据更加完善，并减少了研究中的误差和偏倚。基于医保数据的测算显示，2016年，我国城镇居民的ALS患病率为2.91人/（10万人·年），发病率为1.65人/（10万人·年）。此数据表明中国ALS的患病率和发病率明显低于北美、欧洲和部分亚太国家，如新西兰和澳大利亚，但与韩国和日本等东亚国家的数据较为接近。中国较低的发病率和患病率可能与其独特的基因背景相关，此外，与医疗水平及研究方法也有一定的相关性。

（二）发病年龄

研究报道，ALS的发病高峰年龄为50~75岁，但在各个研究中，该病的中位发病年龄并不完全统一，中国ALS患者发病年龄较小，大多数国内研究报道该病的发病年龄为50岁左右。部分研究发现，ALS不同表型的中位发病年龄存在差异，延髓起病者发病年龄较大。

与欧洲和日本的患者相比，中国ALS患者的发病年龄大约小10岁，这种现象有几种可能的解释。第一，中国的人群平均预期寿命比发达国家短，这种差异可能部分解释了我国患者发病年龄较小的现象。第二，遗传背景和生活方式的差异可能导致不同的疾病易感性。第三，在整个中国ALS患者群体中，延髓起病型ALS患者的比例较欧洲国家要低得多，而延髓起病型ALS患者发病年龄更大，这也能够解释中国患者发病年龄较小的现象。

多数研究认为，发病年龄越大，患者预后越差，即发病年龄是ALS患者预后的重要预测因素之一。但另一些学者认为，年龄与预后并无明显相关性。关于年龄与ALS患者预后相关的原因，目前仍没有一致的解释。老年患者具有合并疾病较多、就诊较晚、误诊率较高、应用药物的患者比例较少等特点，而上述特点均可能对患者的生存期造成影响，故需要进一步研究区分究竟是年龄本身还是年龄相关的其他因素影响了ALS患者的预后。

（三）性别

ALS发病在性别上存在着差异。数据显示，男性ALS发病率高于女性，男性与女性患者比例（male to female ratio，M∶F）为1.1∶1至3∶1不等；在ALS的特殊表型连枷臂综合征（flail-arm syndrome，FAS）中，男性患者明显多于女性；在延髓起病型ALS患者中，女性居多（M∶F=0.9∶1）。部分学者指出，近年来女性ALS发病率有上升趋势，这种趋势可能有以下几种原因。①女性生活方式和工作环境逐渐与男性相似。②女性吸烟人数增加。③各研究间的试验设计方法及地域特征存在差异。对于性别与ALS患者预后的关系，不同研究间尚存在一定的争议。我国基于医院的大型队列研究显示，女性ALS患者预后优于男性患者。

关于女性预后较好，有几种可能的假设。首先，先前的研究表明，吸烟是ALS的一个危险因素，吸烟患者的生存期也可能较短。因此，一些科学家认为，男性ALS发病率较高可能是由于吸烟率较高及在工作场所接触金属和化学物质的机会较多。其次，一些研究认为，女性患者的预后优于男性患者的原因是女性和男性的代谢与激素状态不同。我国基于医院的大型队列研究显示，女性ALS患者的发病年龄较小，这也可能有助于更好的预后。

（四）诊断延迟时间

由于各个国家和地区间经济水平及医疗水平差距较大，因此，不同研究报道的ALS患者发病距确诊的诊断延迟时间存在较大的差异。研究报道，欧洲ALS患者的诊断延迟时间为240~389天，且延髓起病型ALS与肢体起病型ALS相比，诊断延迟时间无显著性差异。我国ALS患者的中位诊断延迟时间约为14个月，且维持稳定。目前关于诊断延迟时间与ALS患者生存期之间的关系尚无统一的看法，部分研究认为，诊断延迟时间较短提示ALS患者预后不良，但也有一些研究认为二者无明显的相关性。诊断延迟时间较长者预后较好的一个可能的因素是，症状出现距就诊时间较长提示疾病发展较缓慢，故患者就诊相对较晚，但需要排除以下几点原因对诊断延迟时间造成的影响。①医疗条件存在差异。②行动不便、交通不发达等客观因素导致患者就诊困难。③误诊。

（五）生存期

多数研究认为，ALS 患者发病至死亡的中位生存期为 3~5 年，但 ALS 具有明显的临床异质性，一部分患者进展非常迅速，生存期小于 12 个月，而另一部分患者进展极为缓慢，生存期可超过 120 个月，甚至 240 个月。不同国家和地区所报道的生存期存在明显的差异性，如中国台湾 ALS 患者的中位生存期为 66.6 个月，印度 ALS 患者的中位生存期为 114.8 个月，高加索地区 ALS 患者的中位生存期为 68.6 个月。我国基于医院的大型队列研究显示，我国 ALS 患者的中位生存期约为 61 个月。各研究报道的 ALS 患者生存期差异较大，除了研究方法、数据处理及分析方法的不同，应考虑到人种、生活方式等方面的差异所造成的影响。多数研究认为，生存期受多种因素影响，其中最为显著的影响因素为发病年龄、诊断延迟时间、发病部位、性别、诊断级别、治疗措施等。研究认为，高龄患者的生存期较其他患者明显缩短，可能与高龄患者接受药物治疗的比例较低、就诊较为困难、合并疾病较多等因素相关。

二、病因与发病机制

ALS 的病因与发病机制尚不完全清楚，目前，我们认为 ALS 是遗传因素、环境因素、神经毒性物质积累等相互作用的结果。

（一）遗传因素

遗传因素在本病的发病中起着重要作用。大约 5%~10% 的 ALS 患者为家族性，这部分患者的发病与特定基因的突变有关。目前已经发现多个与

ALS 相关的致病基因，包括 SOD1、TDP-43、FUS、C9ORF72 等。这些基因的突变可能导致运动神经元的结构和功能异常，从而引发该病。家族性 ALS 患者的发病年龄通常较散发性 ALS 患者小，且部分患者的病情可能更为严重。对有家族遗传史的人群进行基因检测和定期的神经科检查是尽早发现 ALS 并及时采取治疗的重要措施。

（二）环境因素

除了遗传因素，环境因素也在本病的发病中起着重要作用。科学家很早就发现在关岛和日本的纪伊半岛存在明显的 ALS 患者聚集现象，结合当地居民的生活习惯，提示环境因素在 ALS 的发病中发挥重要作用。与 ALS 发病可能相关的环境因素众多，包括外环境和内环境，如重金属暴露、化学物质暴露（杀虫剂、除草剂等）、电磁场暴露、感染、社会发展落后、烟酒嗜好、高强度运动、特殊职业、营养状态差及体质指数（body mass index，BMI）低、既往病史（如外伤、糖尿病、脑血管疾病、恶性肿瘤、自身免疫性疾病等）。

1. 重金属暴露　长时间接触重金属元素可能对神经组织造成损害，从而增加 ALS 的发病风险。这些重金属元素可能通过食物、水源或工作环境进入人体，并在体内积累，对神经细胞产生毒性作用。

2. 化学物质暴露　某些化学物质，如有机溶剂和杀虫剂，也可能对神经组织产生毒性作用，从而提升 ALS 的发病风险。这些化学物质在工作环境中较为常见，因此，从事相关职业的人群应特别注意防护。

3. 糖尿病　近年来，糖尿病与 ALS 发生和进展之间的相关性越来越受到关注。大部分研究认为糖尿病可能推迟 ALS 的发病，甚至是 ALS 发病的保护因素，但其他研究得出了相反的结论。首先，糖尿病对 ALS 发病的保护作用可能与降糖药物有关。因为炎症、氧化应激和线粒体功能缺陷被认为是导致 ALS 的病理因素，所以二甲双胍的强效抗炎和抗氧化特性使其成为 ALS 的潜在治疗方法；另一种降糖药物吡格列酮被发现对炎症介质水平降低 ALS 模型小鼠有有益作用。其次，糖尿病患者的高血糖状态可能会增加机体对谷氨酸的摄取，这可能会降低谷氨酸兴奋毒性。最后，因为尿酸被认为是一种重要的天然抗氧化剂和自由基清除剂，所以糖尿病患者的高尿酸状态也与 ALS 发病率较低有关。

4. 肠道菌群紊乱　肠道菌群与 ALS 的关系一直是 ALS 研究中的热点问题。ALS 患者普遍存在胃排空延迟、肠道转运时间延长、便秘、肛门括约肌功能障碍等肠道功能异常表现，这些情况均可能与肠道菌群紊乱密切相关。研究发现，生活在含有可能引发炎症的细菌较少的环境中的 C9ORF72 突变 ALS 模型小鼠死亡率较低，且系统性炎症和自身免疫反应均较轻；应用广谱抗生素治疗或移植对内环境有益的菌群均能够减轻 ALS 模型小鼠的菌群负荷，进而延缓疾病进展。科学家们通过巢式病例对照研究证实，应用抗生素是易感人群发生 ALS 的诱因之一，反复应用，风险更高，间接证明应用抗生素所引起的肠道菌群紊乱是 ALS 发病的危险因素之一。肠道菌群紊乱导致 ALS 发生与发展的机制可能包括破坏肠道屏障、产生毒素、诱发炎症反应、引起代谢紊乱等。

（三）神经毒性物质累积

神经毒性物质累积也是本病发病机制中的重要一环。这些神经毒性物质可能包括谷氨酸、自由基等。

1. 谷氨酸堆积　谷氨酸是神经递质的一种，在神经元之间传递信息。然而，当谷氨酸在神经元之间过度堆积时，它变得具有毒性，并对神经元造成损害。这种损害可能导致运动神经元的死亡和功能丧失。

2. 自由基损伤　越来越多的证据强调了氧化应激（oxidative stress，OS）失衡在 ALS 发病机制中的重要性。氧化应激在 ALS 的发生和发展中起着重要作用，也与运动神经元的退化密切相关。自由基是高度活跃的分子，它们能够破坏细胞膜、蛋白质和 DNA 等。在 ALS 患者体内，自由基的产生可能增加，而抗氧化剂的含量可能减少，导致神经元受到损伤。这种损伤可能加速运动神经元的死亡。环境中的许多危险因素可导致全身氧化应激，而全身氧化应激的增强可能会加速 ALS 的发展。除此之外，线粒体功能障碍将导致细胞内活性氧（reactive oxygen species，ROS）和活性氮（reactive nitrogen species，RNS）的增多，而这与氧化应激直接相关。ROS 可导致线粒体 DNA 突变、膜通透性和钙稳态异常，并增强脂质氧化和蛋白质羰基化，导致各种神经退行性疾病，包括 ALS。在 ALS 患者中，我们可以观察到氧化应激介导的蛋白质损伤、脂质过氧化、DNA 和 RNA 氧化，以及氧化应激生物标志物的升高。

（四）免疫反应异常

近年来的研究认为，神经炎症与 ALS 的发生发展密不可分。免疫反应异常可出现在 ALS 发病的最早期，甚至可见于未发病的 ALS 相关致病基因携带者中，这提示本病的发生和发展与炎症有关，而不是神经退行性改变所造成的结果。神经炎症可通过产生活性氧类物质和前炎症细胞因子、激活免疫系统、促进炎症细胞浸润等多种机制影响 ALS 的发生和发展，免疫调节通路异常是 ALS 患者脑和脊髓组织中的特征性改变。小胶质细胞对维持人体稳态及正常防御机制非常重要，在应对外界刺激时会分泌多种前炎症因子，导致神经炎症。星形胶质细胞则可通过调节血流，维持血脑屏障功能，为神经元供能，调节突触活性，控制神经营养因子分泌，清除死亡细胞，调节细胞外水、电解质及递质平衡，形成瘢痕等方式维持脑内稳态。小胶质细胞分泌的前炎症因子可激活星形胶质细胞，并导致继发炎症反应；活化后的星形胶质细胞可上调白细胞介素 -17（interleukin-17，IL-17）跨膜受体和原肌球蛋白受体激酶 B（tropomyosin receptor kinase B，TrkB）的分泌，进而导致更多炎症因子的释放；以上异常可能加剧神经元损伤。

（五）自噬功能异常

自噬被认为是一种重要的神经保护途径。然而，ALS 患者的神经胶质细胞似乎存在特异性自噬功能障碍，许多 ALS 相关基因被发现与细胞自噬有关。例如，C9ORF72基因的蛋白产物参与unc-51样激酶1的调节，从而引发自噬；cyclin F基因编码cyclin F，其致病性突变破坏Lys48特异性泛素化，导致底物积累和自噬机制缺乏，cyclin F基因的错义突变可导致蛋白质过泛素化，间接损害自噬降解途径，与ALS的发病有关。此外，与ALS发病相关的基因如TBK1、KIF5A等，均与细胞自噬功能相关。

（六）铁稳态紊乱

铁对所有哺乳动物的细胞而言都是必不可少的，但它也具有较大的毒性。ALS的特征之一是脊髓中的运动神经元功能障碍影响细胞铁稳态，形成恶性循环，并加剧氧化损伤。越来越多的证据表明，铁的积累与ALS的发生和发展有关，铁稳态紊乱在ALS的发病机制中起着重要作用。除了运动功能障碍，ALS患者在疾病早期也可能有感觉功能障碍。包括铁在内的金属稳态紊乱可能会诱发感觉神经节中星形胶质细胞的线粒体功能障碍，导致感觉神经元功能异常，并出现感觉症状。这表明，金属稳态紊乱和线粒体功能障碍可能是ALS运动症状和运动外症状相关病理变化的潜在机制。此外，ALS患者ROS产生失衡可能会引发Fe-S簇损伤，或导致铁调节蛋白铁反应元件和线粒体酶失活。

（七）细胞凋亡和线粒体功能障碍

细胞凋亡是细胞程序性死亡的一种形式，在维持组织稳态和清除受损细胞方面起着重要作用。然而，在ALS患者中，细胞凋亡可能异常活跃，导致大量运动神经元死亡。此外，线粒体是细胞内的"能量工厂"，负责产生三磷酸腺苷（adenosine triphosphate，ATP）等能量物质。在ALS患者中，线粒体功能可能受损，导致能量供应不足，进一步加剧运动神经元的损伤和死亡。这种线粒体功能障碍可能与基因突变、环境因素或神经毒性物质累积等多种因素有关。

三、临床表现与分型

（一）临床表现

ALS 主要累及神经系统中的上运动神经元和下运动神经元，因此，临床表现为上运动神经元、下运动神经元受累的不同组合，此外，部分患者会出现认知功能障碍等症状。

1. 肢体无力、肌肉萎缩　患者通常自一个肢体的远端起病，最初表现为写字、持筷无力，或者行走时跛行，症状逐渐加重，出现肌肉萎缩，进而累及肢体近端和其他肢体。亦有部分患者自肢体近端起病，表现为上肢抬举费力或蹲起困难，逐渐出现肌肉萎缩，并累及肢体远端及其他肢体。

2. 锥体束征　当疾病累及上运动神经元时，患者易出现锥体束征，表现为肢体僵硬、痉挛，腱反射活跃甚至亢进，病理反射阳性。部分患者的萎缩侧肢体仍能引出正常或稍减弱的腱反射，伴有病理反射阳性，被认为是"相对活跃"，仍为锥体束征的表现。下运动神经元受累的体征逐渐加重，将会掩盖上运动神经元受累的体征，腱反射逐渐减弱，甚至消失，但病理反射往往依然存在。

3. 球部症状　ALS 患者的球部症状为假性延髓性麻痹和真性延髓性麻痹的症状组合。假性延髓性麻痹为上运动神经元损伤所致，表现为构音障碍，掌颏反射、吸吮反射、下颌反射阳性，部分患者可出现无法控制且不合时宜的哭泣或大笑，被称为假性延髓情绪；真性延髓性麻痹是疾病累及下运动神经元所致，表现为舌肌及咽喉肌无力伴萎缩，咽反射减弱，舌肌纤颤等。

4. FTD　ALS 合并认知障碍的比例较高，且以执行功能障碍最为常见。目前的研究认为，FTD 和 ALS 可能属于同一疾病谱的两端，FTD 和 ALS 有部分共同的突变致病基因，如 C9ORF72 等。FTD 临床表现复杂多样，主要特点包括明显的人格、行为改变和认知障碍，如性格淡漠、缺乏同理心、社交行为不当,以及语言交流障碍,如言语缓慢费力、语法结构混乱、理解复杂句子困难等。此外,患者还可能出现空间导向能力减退、社会适应困难、大脑运动功能异常及中枢神经系统的其他症状,如头痛、失眠、疲劳等。虽然并非所有 ALS 患者都会发展为完全的 FTD,但认知受损在 ALS 患者中较为常见,且可能表现为痴呆前状态。

(二)疾病分型

ALS 存在多种分类方法,最常见的是按照起病部位及临床表现的不同进行分类,有以下几种类型。

1. 肢体起病型 ALS(limb-onset ALS) 即上肢或下肢首先出现上运动神经元、下运动神经元受累体征,表现为肢体无力、萎缩及锥体束征,部分患者随病情进展逐渐出现球部症状,此型占患者总数的 70%。

2. 延髓起病型 ALS(bulbar-onset ALS) 即以言语不清和吞咽困难为首要表现,随后出现肢体受累症状,此型占患者总数的 25%。中国此型患者比例较西方国家低。

3. 原发性侧索硬化(primary lateral sclerosis,PLS) 此型较为少见,表现为 40 岁以后起病,四年内仅有上运动神经元受累而不出现下运动神经元受累。四年内出现下运动神经元受累表现者为以上运动神经元受累为主要表现的 ALS(upper motor neuron dominant ALS,UMN-D-ALS)。

4. 进行性肌萎缩(progressive muscular atrophy,PMA) 此型仅有下运动神经元受累体征,即表现为肌肉萎缩、无力,没有上运动神经元受累的体征,此型患者的临床表现及预后具有明显的临床异质性。

5. 其他少见类型 如连枷臂综合征(flail-arm syndrome,FAS)和连枷腿综合征(flail-leg syndrome,FLS),FAS 和 FLS 均表现为症状和体征局限于肢体一个区域达 12 个月以上,而不出现其他区域受累的体征;以呼吸肌无力起病的 ALS;欧·沙利文-麦克劳德综合征(O'Sullivan-McLead syndrome);米尔斯氏综合征(Mills syndrome)等。

目前，对于 PLS 和 PMA 是否为 ALS 的特殊表型尚存争议，但是临床研究发现，多数 PLS 和 PMA 的患者随病情逐渐进展最终会出现上运动神经元、下运动神经元同时受累，此时，其临床表现与 ALS 相同，因此，各项研究通常将 PLS 和 PMA 归为 ALS 中较为特殊的类型。

研究证实，不同表型 ALS 患者的生存期存在差异，除了生存期最长的 PLS，在 ALS 各表型中，延髓起病型 ALS 患者生存期较短，肢体起病型 ALS 患者生存期较长。部分研究指出，ALS 特殊表型患者（如 FAS、FLS 或 PMA）的生存期明显长于普通 ALS 患者。绝大多数学者认为，以呼吸肌无力起病是预后不良的重要因素之一。

四、诊断标准

世界神经病学联盟在 1994 年首次提出了 ALS 的 E1 Escorial 诊断标准（EEC），根据有无延髓、颈段、胸段和腰骶段上运动神经元、下运动神经元受累的临床表现，将 ALS 的诊断级别分为确诊级 ALS（definite ALS）、拟诊级 ALS（probable ALS）、可能级 ALS（possible ALS）和疑诊级 ALS（suspected ALS）四级，诊断要求如下。

（1）在四个节段中出现一个或多个节段下运动神经元受累的体征。

（2）在四个节段中出现一个或多个节段上运动神经元受累的体征。

（3）上运动神经元、下运动神经元受累的分布情况及其后续进展决定了 ALS 诊断的确定性。

（4）如果患者的临床病变符合确诊级 ALS 或拟诊级 ALS，但症状在 12 个月内无任何进展，则只能归类为可能级 ALS。

诊断级别及其内容如下。

（1）确诊级 ALS：出现延髓和至少两个脊髓节段上运动神经元、下运动神经元受累的体征，或出现三个脊髓节段上运动神经元、下运动神经元受累的体征。

（2）拟诊级ALS：仅根据临床表现判定，出现至少两个脊髓节段上运动神经元、下运动神经元受累的体征；尽管节段可能有所不同，但部分上运动神经元受累体征的定位必须高于下运动神经元受累体征。

（3）可能级ALS：仅根据临床表现判定，仅出现一个脊髓节段上运动神经元、下运动神经元受累的体征，或仅出现两个或更多脊髓节段上运动神经元受累体征，或下运动神经元受累体征的定位高于上运动神经元受累体征。

（4）疑诊级ALS：仅出现两个或更多脊髓节段下运动神经元受累体征。

为提高诊断的敏感性与准确性，世界神经病学联盟于1998年重新修订了El Escorial诊断标准，并将其命名为修订版El Escorial诊断标准（rEEC），在该诊断标准中引入了实验室支持拟诊级ALS（clinical probable ALS – laboratory-supported）的概念，删除了疑诊级ALS，并将肌电图作为检测下运动神经元受累的重要手段。具体诊断要求如下。

（1）临床检查、神经电生理检查或神经病理学检查显示下运动神经元受累证据。

（2）临床检查显示上运动神经元受累证据。

（3）病史或检查显示上述症状或体征在一个节段内扩展，或者从一个节段扩展到其他节段。

（4）神经电生理检查、神经病理学检查或影像学检查排除其他疾病。

诊断级别及其内容如下。

（1）确诊级ALS：出现延髓和至少其他两个脊髓节段上运动神经元、下运动神经元受累的体征，或出现三个脊髓节段上运动神经元、下运动神经元受累的体征。

（2）拟诊级ALS：出现至少两个脊髓节段上运动神经元、下运动神经元受累的体征，部分上运动神经元受累体征的定位必须高于下运动神经元受累体征。

（3）实验室支持拟诊级ALS：仅出现一个脊髓节段上运动神经元、下运动神经元受累体征，或仅出现一个脊髓节段上运动神经元受累体征，肌电图提示至少出现两个脊髓节段下运动神经元受累体征，且排除其他可能病因。

（4）可能级 ALS：仅根据临床表现判定，仅出现一个脊髓节段上运动神经元、下运动神经元受累的体征，或仅出现两个或更多脊髓节段上运动神经元受累体征，或下运动神经元受累体征的定位高于上运动神经元受累体征，或无法达到实验室支持拟诊级 ALS。

随着对 ALS 认识的进一步深入和神经电生理检查的广泛应用，2006 年，国际临床电生理联盟又在 El Escorial 诊断标准和修订版 El Escorial 诊断标准的基础上，提出了 Awaji-shima 诊断标准，此诊断标准认为临床表现和肌电图表现在诊断下运动神经元受累方面具有同等重要的意义，因此，区分实验室支持拟诊级 ALS 并无必要，故将 ALS 诊断级别分为确诊级 ALS、拟诊级 ALS、可能级 ALS 三级，并认为在针电极肌电图提示出现慢性神经源性损害的前提下，束颤电位与纤颤电位、正锐波一样，均为肌肉失神经性改变的表现。具体诊断要求如下。

（1）出现以下情况。①经临床检查、神经电生理检查或神经病理学检查证实的下运动神经元受累的证据。②经临床检查证实的上运动神经元受累的证据。③经病史、体格检查或肌电图证实，症状和体征在一个节段内进行性发展，或者逐渐发展至其他节段。

（2）不出现以下情况。①经神经电生理检查或神经病理学检查证实的可能解释下运动神经元受累和/或上运动神经元受累的其他疾病的证据。②经影像学检查证实的可能解释所观察到的临床和神经电生理表现的其他疾病的证据。

诊断级别及其内容如下。

（1）确诊级 ALS：经临床检查或神经电生理检查证实，出现延髓和至少两个脊髓节段上运动神经元、下运动神经元受累体征，或同时出现三个脊髓节段上运动神经元、下运动神经元受累体征。

（2）拟诊级ALS：经临床检查或神经电生理检查证实，同时出现至少两个脊髓节段上运动神经元、下运动神经元受累体征，并且部分上运动神经元受累体征的定位应高于下运动神经元受累体征。

（3）可能级ALS：经临床检查或神经电生理检查证实，仅出现一个脊髓节段上运动神经元、下运动神经元受累体征，或仅出现两个及以上脊髓节段上运动神经元受累体征，或下运动神经元受累体征的定位高于上运动神经元受累体征。需要进行影像学检查及临床实验室检查以排除其他诊断。

2021年发表的黄金海岸（Gold Coast）诊断标准与既往三版诊断标准具有较大差异，取消了疾病的分级，极大地简化了诊断流程，提高了诊断标准的敏感性，但其诊断的特异性有待更长时间的大规模队列研究证实。黄金海岸诊断标准的具体内容如下。①既往运动功能正常，通过病史或反复临床检查发现进行性运动功能损害。②出现至少一个节段上运动神经元、下运动神经元受累体征，或出现至少两个节段下运动神经元受累体征。③排除其他病因。

五、辅助检查

（一）神经电生理检查

神经电生理检查在ALS的诊断中起着至关重要的作用。在ALS的诊断中，常用的神经电生理检查包括肌电图、神经传导检查等。这些检查可以帮助医生判断患者的神经系统是否存在异常，以及异常的具体位置和程度。

肌电图检查可显示肌肉的急性失神经病变（如正锐波、纤颤电位）和慢性失神经病变（运动单位动作电位时间延长、波幅增大），对ALS的诊断具有重要意义。Awaji-shima诊断标准认为，临床表现和肌电图表现在诊断下运动神经元受累方面具有同等重要的意义。

虽然在ALS早期，复合肌肉动作电位等神经电生理检查结果通常正常，但随着疾病发展，复合肌肉动作电位将出现波幅下降等表现，波幅下降出现的时间和程度与下运动神经元受累的严重程度相关，且与疾病预后相关。

对于症状不典型的患者，我们可完善中频电刺激检查，以评估神经肌肉接头功能，完善运动诱发电位检查，以评估锥体束病变，进一步协助诊断。

（二）影像学检查

影像学检查在ALS的诊断和鉴别诊断中扮演着重要角色，尽管它不能作为确诊ALS的唯一依据，但有助于医生排除其他可能导致类似症状的疾病，并为ALS的诊断提供辅助支持。

头颅和颈椎的影像学检查有助于排除结构性病变，如脑白质病变、颈椎病等；在磁共振成像（MRI）等影像学检查中，某些特定序列可以显示出ALS患者特定区域的异常信号，如锥体束病变可能在头颅MRI的液体衰减反转恢复（fluid attented inversion recovery，FLAIR）序列上呈现对称性的高信号等。

在ALS的诊断与鉴别诊断中，最常用的是MRI检查，其可以清晰显示大脑、脑干、脊髓等结构，有助于排除结构性损害；此外，MRI检查可以显示皮质脊髓束高信号、脑萎缩、脊髓萎缩等异常表现，这些表现均与ALS的病理改变相关。

随着科学的进步，目前PET-CT检查可通过特殊示踪剂显示ALS患者颅内异常蛋白质的沉积，并可提供关于大脑功能及代谢方面的重要信息，对疾病的诊断和发病机制的探索具有重要意义。但PET-CT价格昂贵，且并非诊断的必需检查，因此，目前在临床上的应用还较为有限。

（三）实验室检查

1.脑脊液检查　脑脊液是包围并保护大脑和脊髓的重要液体，通过腰椎穿刺术抽取脑脊液进行检查，可以检测其中是否存在异常物质或细胞，这对

ALS 的诊断和鉴别诊断至关重要。ALS 患者的脑脊液常规检查和生化检查往往无明显异常，部分患者可能存在蛋白质的轻度升高，另外，ALS 患者脑脊液中的神经丝轻链蛋白（neurofilament light chain，NfL）水平可能升高，并与疾病的进展存在相关性。

脑脊液检查对 ALS 的鉴别诊断有重要意义，脊髓灰质炎后综合征（postpoliomyelitis syndrome，PPS）等可能出现类似 ALS 的临床表现。通过脑脊液检查，我们可以检测患者是否存在与这些疾病相关的特异性抗体或生物标志物，从而区分 ALS 与其他神经系统疾病。

2. 基因检测　虽然 ALS 的病因尚未完全明确，但有 5%~10% 的 ALS 患者存在基因突变。基因检测可以明确患者是否存在这些基因突变，从而帮助医生了解患者的发病原因，为后续的治疗提供更有针对性的建议。不同的基因突变可能导致 ALS 患者的临床特征和疾病进展速度存在差异。通过基因检测，医生可以了解患者是否存在特定的基因突变，从而预测患者的疾病进展速度和预后情况。例如，C9ORF72 基因突变的患者易合并 FTD，FUS 基因突变和部分 SOD1 基因突变的患者病情发展迅速，而 SOD1 基因 H46R 突变的患者则可能仅表现为单一肢体肌肉萎缩，且发展缓慢。

随着医学的进步，基因检测还可能为患者的个性化治疗提供重要依据。例如，通过我国国家药品监督管理局审批的 ALS 治疗药物托夫生（Toferson），就是针对 SOD1 基因突变的基因治疗药物。未来将会有更多基因治疗药物，为患者提供更多治疗选择。

3. 血液检查　常规血液检查对 ALS 的诊断并无较大意义，但相关指标检查对疾病鉴别（如排除副肿瘤综合征、自身免疫性疾病导致的运动神经元综合征等）具有重大意义。部分 ALS 患者可能出现尿酸、血脂、白蛋白等指标异常，但不具有特异性及鉴别诊断价值。近年来，随着对 ALS 研究的逐渐深入，多种 ALS 相关的血液生物标志物，如 NfL、非编码 RNA、基因产物等，均可被检测，对 ALS 的诊断和预后评价具有重要意义。

六、治疗

目前，ALS 尚无治愈方案，其治疗仅可延缓疾病进展。ALS 的治疗分为药物治疗和综合治疗两大方面，其中，综合治疗包括营养支持、呼吸支持、综合护理等多个方面，我们将在后面各章进行详细讲解。在绪论部分，我们对目前的 ALS 相关治疗药物总结如下。

（一）利鲁唑

作为一种苯并噻唑类化合物，利鲁唑在 1995 年被首次用于治疗 ALS。利鲁唑有以下几种可能的作用机制。①增加胶质细胞（星形胶质细胞）对谷氨酸的摄取，阻断突触前膜的谷氨酸过度释放。②阻断细胞外钙离子（Ca^{2+}）依赖通道，降低细胞外谷氨酸浓度，抑制谷氨酸的 3-β-苄氧天冬氨酸（TBOA）的兴奋毒性作用，减少神经元损伤。③利鲁唑是钠离子（Na^+）通道阻滞剂，对持续的 Na^+ 电流通道具有优先亲和力，通过激活谷氨酸受体和电压门控 Na^+ 通道，减少神经元长时间的动作电位，降低了神经元的兴奋性，减少细胞凋亡。

目前，利鲁唑有两种剂型——片剂和混悬液制剂。利鲁唑片的推荐剂量为每次一片，每日两次（每次 50 mg，每 12 小时一次）。吞咽困难的患者可选择利鲁唑口服混悬液，每日推荐剂量为 100 mg。推荐每日服两次，每次给药 50 mg（约为 10 mL，每 12 小时一次）。本品不需要用其他液体进行稀释，应在给药前将药瓶轻轻摇晃至少 30 秒，摇匀后，通过带刻度的给药注射器口服给药。两类药品均须每日定时口服，如早晚各一次，应在餐前至少一小时或餐后两小时服药。若漏服一次，按原计划服用下一次即可。研究指出，增加每日剂量并不能显著提高预期收益。

（二）依达拉奉

依达拉奉的作用是基于氧化应激在 ALS 中的作用。有证据表明，ALS 的发病与进展可能与氧自由基引起的神经元损伤有关。依达拉奉作为一种抗氧化剂，可以防止氧自由基引起的神经元损伤，可能阻止超氧化物在神经元中的聚集，从而减少炎症，保护神经元。

目前，依达拉奉有三种剂型——注射剂、口服混悬液制剂和舌下片剂。2017 年，依达拉奉被批准用于 ALS 的静脉注射治疗。2022 年，依达拉奉的口服制剂获得批准。此外，目前有研究正在检测口服依达拉奉超过 96 周的长期安全性和耐受性。

依达拉奉的通常用法为，将给药期与停药期组合的 28 天作为一个疗程，重复此疗程；第一疗程在连续 14 天给药后，停药 14 天；从第二疗程开始，在给药期的 14 天中给药 10 天，之后停药 14 天。

（三）托夫生

托夫生是一种反义寡核苷酸（antisense oligonucleotide，ASO），专门针对 SOD1 突变基因产生的 mRNA。它通过鞘内注射，直接进入脊髓周围的脑脊液，进入运动神经元，并与 SOD1 mRNA 特异性结合，形成 RNA-DNA 杂合体，从而阻止有毒 SOD1 蛋白的产生，并导致 SOD1 蛋白合成减少。这一过程有助于减轻运动神经元的损伤，减少其凋亡，进而延缓 ALS 的疾病进展。

托夫生以鞘内注射的方式给药，由在腰椎穿刺术方面经验丰富的医生进行或在其指导下操作。每次给药 100 mg（15 mL），开始治疗时，每隔 14 天使用三次负荷剂量，此后每 28 天使用一次维持剂量。目前在国内，该药物的价格暂未公布，但根据其海外售价及同类药物的定价，预计其价格也会相对较高。

（四）Relyvrio（AMX0035）（已退市）

在 ALS 治疗史中，还需要提到一个曾经短暂上市又退市的药物——Relyvrio（AMX0035）。该药物是由 Amylyx Pharmaceuticals 开发的一种苯丁酸钠和牛磺酸二醇固定配比的口服药，拟针对 ALS 多种病理生理机制，如通过阻断源自线粒体和内质网的关键细胞凋亡途径来减少运动神经元凋亡、减轻内质网应激和线粒体功能障碍。但 Relyvrio（AMX0035），在 PHOENIX Ⅲ期临床试验中未能达到主要终点和次要终点，Amylyx Pharmaceuticals 决定与美国食品药品监督管理局（Food and Drug Administration，FDA）和加拿大卫生部达成协议，对治疗 ALS 成人患者的药物 Relyvrio（AMX0035）进行主动撤市处理。

随着对 ALS 致病基因、发病机制及临床特征等方面认识的不断深入，我们相信将会有更加有效的治疗方法不断出现，以达到延长患者生存期、改善疾病预后、提高患者生活质量的目的。

陈璐　编写

樊东升、牛琦、王俊岭　审阅

第一章　运动神经元病的心理支持

超过半数的运动神经元病患者会出现焦虑、抑郁、睡眠障碍等相关心理症状，比如对疾病的恐惧、对前途的担忧、对亲属的愧疚、对疾病的不甘和愤怒等。这些症状进一步影响患者的生活质量，甚至影响疾病的预后。因此，对心理症状的识别及干预显得尤为重要。

第一节　患者心理变化与应对策略

一、初期阶段

在初期阶段，患者往往经历一系列强烈的心理反应。首先是震惊，他们可能难以接受自己患有运动神经元病这一事实。接着是否认，患者可能会试图否认病情，希望这只是一场误会或暂时的状况。此外，恐惧也是常见的心理反应，他们担心病情会迅速恶化，影响日常生活和工作能力。应对策略如下。

1.学习疾病知识　患者可以通过阅读书籍、观看视频或参加讲座等方式，了解运动神经元病的相关知识，增强对病情的理解和控制。

2. 接受专业心理咨询　患者可以寻求专业心理咨询师的帮助。心理咨询师可以通过专业的心理疏导和认知重构技术，帮助患者接受现实，减轻恐惧和焦虑。

3. 加入患者支持小组　患者可以加入运动神经元病患者支持小组，与其他患者分享经验和感受，获得情感支持和建议。这可以让患者感到自己并不孤单，知道有人可以理解和支持他们。

二、进展阶段

随着病情的进展，患者可能会感到更加焦虑，担心病情对日常生活的影响及未来的不确定性。同时，抑郁情绪也可能出现，他们可能感到沮丧、无助和绝望。此外，失落感也是常见的心理变化，患者可能会失去对工作和生活的热情，感到自己无法再像以前那样享受生活。应对策略如下。

1. 管理情绪　学习情绪管理技巧，如深呼吸、冥想、放松训练等，以减轻焦虑和压力。同时，保持积极的心态，尝试从生活中寻找乐趣和满足感。

2. 保持社交活动　尽管病情可能限制了患者的行动能力，但保持社交活动仍然非常重要。与朋友、家人和同事保持联系，参加社交活动，有助于缓解患者的孤独感和失落感。

3. 寻找生活乐趣　尝试寻找新的爱好和兴趣，如绘画、音乐、阅读等，以丰富生活内容，提高生活质量。

三、后期阶段

在后期阶段，患者可能面临更加严峻的心理挑战。他们可能对死亡感到恐惧，担心自己无法承受病痛和死亡。同时，对家人的担忧也是常见的心理反应，他们可能担心自己成为家人的负担，影响家人的生活和未来。应对策略如下。

1. 临终关怀　为患者提供临终关怀服务，包括疼痛管理、心理支持和精神慰藉等。这有助于减轻患者的痛苦和焦虑，提高生活质量。

2. 精神慰藉　通过宗教、冥想或心理咨询等方式，为患者提供精神慰藉和心灵寄托。这有助于他们面对死亡和恐惧，找到内心的平静和安宁。

3. 家庭支持　加强家庭支持，让家人了解患者的心理需求，提供关爱和支持。家人的陪伴和关爱对患者来说至关重要，可以让他们感受到温暖和安慰。同时，家人也需要学会如何照顾自己，以应对患者病情恶化带来的压力和挑战。

综上所述，针对不同阶段的心理变化，运动神经元病患者需要综合运用接受心理咨询、加入支持小组、管理情绪、保持社交活动、寻找生活乐趣及临终关怀和家庭支持等多种手段和方法。这些措施有助于患者更好地应对疾病带来的挑战和困难，提高其生活质量，并减轻其心理负担。

第二节　患者心理支持技术

一、重构认知

重构认知即帮助患者重新评估疾病及其影响，并调整患者对疾病及其影响的认知。

（一）识别常见的消极思维

1. 治疗急于求成　患者可能期望在短时间内看到显著的治疗效果，但运动神经元病目前尚无法治愈。这种急于求成的心理可能导致患者多处求医，反而耽误病情。

2. 放弃治疗　面对疾病的挑战，部分患者可能对治疗不抱有任何希望，认为治疗无效或无法改变疾病的进程。这种消极思维会削弱他们对抗疾病的决心，影响治疗效果和生活质量。

3. 恐惧疾病发展　运动神经元病会导致患者出现肌肉萎缩、进行性肌无力、言语障碍和吞咽困难等，严重影响患者的日常生活和运动功能。患者可能因担心疾病进一步发展而陷入恐惧和焦虑之中。

4. 抵触社交活动　由于身体受限，患者可能逐渐减少参与社交活动，甚至产生抵触心理。这种心理变化可能导致他们与社会脱节，进一步加重孤独感和无助感。

5. 对未来失去信心　随着病情的加重，患者可能对未来失去信心，认为自己无法再享受生活、实现自我价值或给家人带来幸福。这种消极思维会严重影响他们的心理健康和生活质量。

（二）挑战并质疑消极思维

1. 记录消极思维　当觉察到自己出现消极思维时，患者需要及时将其记录在纸上。

2. 提出问题　对每一个消极思维，试着提出一些问题来质疑它的真实性。例如，"这是真的吗？""这是唯一的可能吗？""有没有其他的解释或角度？"

3. 寻找证据　尝试找到支持或反驳这些消极思维的证据。很多时候，患者会发现这些思维并没有充分的证据支持。

（三）培养积极思维

1. 替换消极思维　如果患者识别并质疑了消极思维，就试着用更积极、更现实的思维来替换它们。例如，将"我永远都做不好这件事"替换为"我可以通过努力和改进来做得更好"。

2. 学会感恩　患者每天花时间思考自己拥有的美好事物,如家人的支持、朋友的陪伴等。学会感恩,每天记录下感激的事情,有助于患者更加关注生活中积极的方面,从而减少消极思维的影响。

(四)建立正确的自我认知

1. 接纳自我　患者需要接纳自己的身体状况,认识到每个人都有自己的优势和局限性。接纳自我是积极思考与自我激励的基础。

2. 寻找价值　尽管身体受限,但每个人都有自己独特的价值和能力。患者可以思考自己生命的意义,提升自我与生活的价值。

3. 关注积极信息　积极关注社会上的正能量信息,如媒体报道、故事等。这些信息可以激发患者的内在动力,增强自信心。

(五)设定目标与自我激励

1. 设定实际目标　根据自己的身体状况和能力,设定切实可行的目标。这些目标可以是短期的,如每天完成一项小任务;也可以是长期的,如学习一项新技能或参与某项社会活动。

2. 制订计划　为实现目标,制订详细的计划。计划应包括具体的步骤、时间表和资源需求。通过制订计划,患者可以更有条理地追求自己的目标。

3. 记录进步　每天记录自己的进步和成就,无论这些进步有多小。通过记录进步,患者可以更加清晰地看到自己的变化,从而增强自信心。

4. 自我肯定　当取得进步或克服困难时,患者应及时进行自我肯定和鼓励。这种自我肯定可以激发内在动力,让患者更加积极地面对未来的挑战。

(六)接受并应对失去

1. 逐步接受　引导患者逐步接受疾病带来的身体变化和生活限制。

2. 情感释放　提供安全的情感释放渠道,如写日记、绘画或音乐创作。

二、调节情绪

（一）深呼吸

1. 找一个安静舒适的地方，患者可以坐着或躺着，放松全身。
2. 缓慢地吸气，让空气充满肺部，并感受腹部随着吸气逐渐隆起。
3. 屏住呼吸几秒钟，然后缓慢地呼气，让空气从肺部完全排出，同时腹部逐渐凹陷。
4. 重复这个过程，每次呼吸都尽量保持缓慢和深沉，直到身体完全放松下来。

（二）转移注意力

1. 专注于当下　患者通过聆听周围的声音、感受空气的流动、专注于呼吸等，将注意力从纠结的事物上快速转移。
2. 执行其他任务　进行适度的有氧运动，可以促使身体分泌多巴胺，改善注意力不集中的情况。同时，运动需要将精力集中于身体的动作，有助于将注意力从烦恼的事情上解脱出来。

尝试阅读一本书、写作、绘画、做手工艺品、听音乐或者参加某种兴趣小组等，这些活动可以让患者暂时忘记烦恼的事情，使注意力得到转移。

患者与亲朋好友分享自己的感受和困扰，或者倾听他人的故事和问题，不仅可以获得新的观点和建议，还能在交流中使注意力得到自然转移。

3. 改变环境　通过去公园散步、离开当前环境到其他地方工作、改变卧室的摆设等方式，改变所处的环境，有助于将注意力从当前的事物上转移。
4. 心理暗示　心理上的暗示可以改变当前的状态。例如，可以告诉自己"我现在很放松""我现在很专注"等，以此来转移注意力，并改变心态。

（三）渐进性放松肌肉

患者先收缩某部位的肌肉，持续几秒钟，然后慢慢放松，感受肌肉从紧绷到松弛的过程。重复这个过程，逐步放松身体的各个部位，直到感到全身完全放松。

1. 准备　找一个安静、舒适的地方坐下，确保身体不会受到任何干扰。慢慢地深呼吸几次，在接下来的时间里，专注于身体的放松，让所有的紧张和焦虑都随着呼吸逐渐消散。

2. 手臂放松　将双手放在身体两侧，手掌朝下。慢慢地，将前臂向上抬起，直到与地面平行。用力握紧拳头，感受手臂肌肉的紧张感。然后，慢慢地松开拳头，让手臂肌肉逐渐放松，感受手臂变得沉重、温暖和柔软。

3. 肩膀和颈部放松　将肩膀向上耸起，尽量靠近耳朵，感受肩膀和颈部肌肉的紧张感。然后，慢慢地放下肩膀，让肌肉逐渐放松，感受肩膀和颈部变得轻松自在。

4. 面部放松　紧闭双眼，用力皱起眉头，感受前额和眼周肌肉的紧张感。接着，慢慢地睁开眼睛，放松眼周肌肉，感受眼睛变得明亮、轻松。然后，张大嘴巴，用力拉伸颚部肌肉，感受颚部的紧张感。最后，慢慢地闭上嘴巴，放松颚部肌肉，感受面部变得放松。

5. 胸部和背部放松　深吸一口气，让胸部膨胀起来。然后，用力挺胸，感受胸部和背部肌肉的紧张感。接着，慢慢地呼气，让胸部和背部肌肉逐渐放松，感受胸部变得柔软，背部变得舒展。

6. 腹部放松　收紧腹部肌肉，尽量让腹部向内凹陷，感受腹部肌肉的紧张感。然后，慢慢地放松腹部肌肉，让腹部自然恢复，感受腹部变得柔软、舒适。

7. 腿部放松　将双脚平放在地上，用力抬起并伸直双腿，直到与地面平行。然后，用力绷紧大腿肌肉，感受大腿的紧张感。接着，慢慢地放下双腿，让大腿肌肉逐渐放松，感受大腿变得沉重、温暖。将脚趾向上翘起，用力拉伸小腿肌肉，感受小腿的紧张感。最后，慢慢地放下脚趾，让小腿肌肉逐渐放松，感受小腿变得柔软、舒适。

8. 收尾　至此，完成全身的渐进性肌肉放松练习后，体会身体各个部位放松和舒适的感觉，记住这种感觉，并在日常生活中随时运用它来帮助自己缓解紧张和焦虑。

（四）正念练习

正念练习是一种自我调节的方法，旨在培养患者对当前经验的觉察和接纳，而不是追求达到某种状态或结果。在日常生活中，患者尝试保持对当下时刻的觉察和关注，不去评判自己的感受、想法和行为，而是简单地接受它们，并让它们自然地过去。患者可以尝试在吃饭、走路或进行其他日常活动时进行正念练习，让自己更加专注于当下。

正念练习包括多种方法和技巧，以下是一些常见的正念练习。

1. 正念冥想　安静地坐着或躺下，专注于呼吸、身体感觉或内心感受。当注意力偏离时，温和地将注意力引导回呼吸或身体感觉上。冥想是正念练习的重要组成部分，有助于培养专注力和自我觉察能力。

2. 正念身体扫描　从身体的某个部位开始（通常是脚部），逐步向上扫描至头部，感受每个部位的感觉。这有助于提高患者对身体各部位的觉察，并放松身体。

3. 正念饮食　在进食时，全神贯注于食物的味道、气味、口感和颜色，细细品味每一口食物。这种练习有助于减少患者对食物的过度追求，培养对食物的感激和满足。

4. 正念行走　在行走时，专注于脚与地面的接触、腿部的运动及呼吸等身体感觉。这种练习有助于将注意力从思考或外界事物中收回，专注于当下的行走过程。

5. 正念瑜伽　将正念与瑜伽动作结合起来，关注身体在每一个瑜伽动作中的感受。这种练习不仅有助于放松身体，还能提高患者对身体各部位的觉察和敏感度。

6. 正念观察　选择一个物体或景象（如花朵、风景等），仔细观察其细节，并专注于当下观察的体验。这种练习有助于提高观察力和专注力，并培养患者对美好事物的欣赏和感激之情。

7. 正念日常活动　将正念融入日常活动，如刷牙、洗澡、洗碗等。在进行这些活动时，全神贯注于当下的活动，而不是让思绪飘散。这有助于培养患者对日常生活的觉察和满足感。

三、建立支持系统

1. 家庭支持　家庭是患者最重要的情感支柱。鼓励家庭成员多与患者交流，倾听他们的心声，给予关爱和鼓励。家庭成员的积极态度能够极大地提升患者的抗病信心。

2. 朋友支持　除了家庭成员外，朋友的支持同样重要。可以组织朋友定期探访患者，与患者分享生活点滴，减轻患者的孤独感。

3. 社区支持　参与社区活动，加入相关的患者支持团体，可以让患者感受到来自社会的温暖和关怀。同时，通过与其他患者交流，患者可以获取更多的抗病经验和心理支持。

4. 医疗资源支持　为患者提供医疗资源信息，包括专业医院、医生、康复机构等。同时，协助患者办理相关医疗手续，确保他们能够及时获得有效的治疗。

5. 专业心理咨询支持　推荐患者寻求专业心理咨询师或精神科医生的帮助。

第三节　家属心理支持技术

一、自我照顾

1. 规律作息　保持规律的作息时间，保证充足的睡眠，有助于恢复体力和精神。
2. 均衡饮食　保持健康的饮食习惯，摄入足够的营养，增强抵抗力。
3. 适度运动　进行适度的运动，如散步、瑜伽或其他放松身心的活动，有助于缓解压力。

二、管理情绪

1. 接纳自己的情绪　承认并接受自己在照顾患者过程中产生的焦虑、疲惫和愤怒等情绪，不要否认或压抑它们。
2. 积极应对压力　学习放松技巧，如深呼吸、冥想等，有助于缓解紧张和焦虑。
3. 保持兴趣爱好　花时间做自己喜欢的事情，如读书、听音乐、绘画等，有助于从紧张的情绪中解脱出来，保持积极的心态。
4. 寻找释放情绪的途径　可以通过写日记、绘画、唱歌等方式来表达自己的情感和感受。这些活动有助于家属将内心的情绪转化为具体的艺术形式，从而得到释放和宣泄。

三、设定界限

1. 明确责任范围　家属需要明确自己在照顾患者过程中的责任范围，包括哪些是自己可以承担的，哪些是需要寻求专业帮助的。避免过度承担导致自己身心疲惫。

2. 设定合理的期望　对患者的恢复和病情进展保持合理的期望，避免过高的期望带来失望和压力。认识到疾病的复杂性和不可预测性，接受患者的现状。

3. 保持个人时间和空间　保持一定的个人时间和空间，用于自我放松和"充电"。家属可以安排一些个人活动，如散步、阅读、听音乐等，以缓解压力。

四、建立家庭沟通机制

1. 定期召开家庭会议　鼓励家属定期召开家庭会议，分享彼此的感受和需求。

2. 共同决策　在照顾患者的过程中，鼓励家属共同决策，增强团结和信任。

3. 有效倾听　学习如何有效倾听患者的需求和感受。

4. 表达关心与支持　学习如何以积极、有建设性的方式向患者表达关心和支持。

五、规划未来与应对变化

1. 制订长期照顾计划　与患者一起制订长期照顾计划，包括医疗、财务和法律方面。

2. 应对患者的病情变化　做好应对患者病情变化的心理准备和策略。

六、寻找外部支持

1. 加入家属支持小组　推荐家属加入患者家属社群，分享经验和情感。

2. 利用专业资源　引导家属寻求专业心理咨询师或家庭治疗师的帮助。

3. 参与志愿服务　鼓励患者和家属一起参与运动神经元病相关的志愿服务活动，增强社会联系和归属感。

4. 参与教育活动　鼓励家属参与运动神经元病相关的教育活动，提高对患者病情的理解和支持。

第四节　抑郁、焦虑症状的自我识别

一、抑郁自评量表

患者可应用患者健康问卷抑郁量表（patient health questionnaire-9, PHQ-9，表 1-1）对自己的抑郁症状进行评估。患者根据过去两周的真实感受填写完成，根据症状出现的频率进行分级评分，然后计算总分：0~4 分为没有抑郁；5~9 分为可能有轻度抑郁；10~14 分为可能有中度抑郁；15~19 分为可能有中重度抑郁；20~27 分为可能有重度抑郁。

表 1-1　患者健康问卷抑郁量表（PHQ-9）

序号	项目	没有	有几天	一半以上时间	几乎每天
1	做事时提不起劲或没有兴趣	0	1	2	3
2	感到心情低落、沮丧或绝望	0	1	2	3
3	入睡困难、睡不安或睡得过多	0	1	2	3
4	感到疲倦或没有活力	0	1	2	3
5	食欲不振或吃太多	0	1	2	3
6	觉得自己很糟、很失败或让自己和家人失望	0	1	2	3

续表

序号	项目	没有	有几天	一半以上时间	几乎每天
7	对事物专注有困难,如看报纸或看电视	0	1	2	3
8	行动或说话速度缓慢到别人已经察觉,或刚好相反——变得比平日更烦躁或坐立不安,动来动去	0	1	2	3
9	有不如死掉或用某种方式伤害自己的念头	0	1	2	3

二、焦虑自评量表

患者可应用广泛性焦虑筛查量表（generalized anxiety disorder-7，GAD-7，表1-2）对自己的焦虑症状进行评估。患者根据过去一个月的真实感受填写，根据症状出现的频率进行分级评分，然后计算总分：0~6分为无焦虑；7~13分为轻度焦虑；14~20分为中度焦虑；21~28分为重度焦虑。

表1-2　广泛性焦虑筛查量表（GAD-7）

序号	项目	没有	有几天	一半以上时间	几乎每天
1	感觉紧张、焦虑或急切	0	1	2	3
2	不能停止或控制担忧	0	1	2	3
3	对各种各样的事情过度担忧	0	1	2	3
4	很难放松下来	0	1	2	3
5	由于不安而无法静坐	0	1	2	3
6	变得容易烦恼或急躁	0	1	2	3
7	害怕将有可怕的事情发生	0	1	2	3

第五节　心理症状的药物治疗

　　如果患者的心理症状严重、持续，且难以通过行为干预得到缓解，我们建议患者到精神心理专科门诊就诊，寻求专业人员的帮助，酌情应用药物治疗改善症状。常用的改善抑郁、焦虑症状的药物包括 5- 羟色胺选择性再摄取抑制剂、5- 羟色胺去甲肾上腺素再摄取抑制剂等。睡眠障碍患者可选择苯二氮䓬类受体激动剂、褪黑素受体激动剂和具有催眠效果的抗抑郁药物等。但伴有呼吸问题的患者在选择苯二氮䓬类受体激动剂时，应警惕药物对呼吸的影响，谨慎服用。

叶珊、李卉　编写
张旻、张在强、李存江　审阅

第二章　运动神经元病的营养支持

体重减轻是 ALS 患者的常见症状。在初次诊断时，50%~70% 的 ALS 患者已经出现体重减轻，尽管这一特征在延髓起病患者中更为常见，但发病部位不同的患者出现体重减轻的概率相似。体重减轻通常被认为是延髓运动神经元退化导致的咀嚼、吞咽功能受损和疼痛的结果。其他影响因素包括由痛苦和抑郁引起的厌食症、限制准备和进食能力的身体残疾、能量需求增加及认知功能障碍等。ALS 营养代谢紊乱贯穿了整个疾病过程，不仅参与疾病的发生，还会随着疾病的发展而加重，影响预后。营养不良使 ALS 患者的死亡风险增加 7 倍。因此，关注 ALS 患者的营养状况非常重要。中国的 ALS 患者发病年龄较小，生存期较长，强调营养评估可能对中国散发性 ALS 患者更有益。

全面、正确评估 ALS 患者的营养状况及吞咽功能，早期识别营养不良的程度，可指导护理人员及时做出正确的临床决策，及时采取干预措施，对延缓疾病进展有重要意义。为确保患者在疾病进展期间摄取足够的能量和营养，医护人员应在患者首次就诊及随访期间使用有效的营养筛查工具，进行营养风险筛查与评价，监测患者体重、BMI 和吞咽功能的变化。

第一节 营养概念

一、名词定义

1. 营养和营养素　目前的营养概念来源于西方营养学。

（1）营养：营养是指人体消化、吸收、利用食物或营养物质的过程，即人类从外界获取食物以满足自身生理需要的过程，包括摄取、消化、吸收和体内利用等。食物的营养价值通常以营养素的含量来标度。

（2）营养素：营养素是保证人体生长、发育、繁衍和维持健康生活的物质，主要包括七类，即碳水化合物、蛋白质、脂类、水、矿物质、维生素和膳食纤维。

2. 营养风险　营养风险是指营养相关因素对患者临床结局（如感染相关并发症等）产生不利影响的风险，不是指发生营养不良的风险，需要用营养风险筛查工具 [如营养风险筛查 2002（nutritional risk screening 2002，NRS 2002）] 进行筛查。

3. 营养不良　营养不良是指由摄入不足或利用障碍引起的能量或营养素缺乏状态，进而导致人体成分改变，生理功能和精神状态下降，有可能导致不良临床结局。营养不良被定义为体重减轻超过基础/先前体重的 10% 或 $BMI < 18.5 \text{ kg/m}^2$。

4. 营养筛查　营养筛查是指应用量表化的工具初步判断患者营养状态的过程，是进行营养支持的第一步。其目的在于确定患者是否具有营养风险或发生营养不良的风险，以进一步进行营养不良评定或制订营养支持计划。工具不同，结论不同，目前，只有 NRS 2002 具有高级别循证医学基础，其结论为营养风险与患者结局的相关性，是首选的筛查工具。

5. 营养评定（营养不良或营养不足评定）　营养评定是进一步了解营

风险患者的营养状态的过程。目的在于制订营养支持计划和开具营养处方。营养评定包括三个部分。①病史、身高、体重及脏器功能相关血液生化检查，如肝功能、肾功能、血糖、血脂、电解质和酸碱平衡指标等，BMI＜18.5 kg/m²且一般状态差的患者可被直接确定为营养不良。这一部分是需要常规采集的住院患者信息，是制订营养支持计划，特别是应用肠外与肠内营养支持时的必要内容。若仍存在疑问，则增加第二部分内容。②人体组分、炎症因子、肌力等。③对于住院患者，以下项目有助于评定营养不良：近一个月体重下降＞5%，近一周进食量减少＞75%。

6.营养干预　营养干预是根据营养风险筛查和营养评定（部分/全部）结果，为有营养风险（包括营养不良）的患者制订并实施营养支持计划。营养干预包括营养咨询、强化膳食及人工营养等。

7.营养支持疗法　营养支持疗法是指经肠内或肠外途径为患者提供适宜营养素的方法。其目的是使人体获得营养素，以保证新陈代谢正常进行，帮助人体抵抗疾病侵袭，进而改善患者的临床结局，包括降低感染相关并发症发生率、减少住院时间等，使患者受益。营养支持疗法包括营养补充、营养支持和营养治疗三部分内容。提供的方式包括口服营养补充、肠内营养和肠外营养等。

二、营养目标

ALS患者的BMI低于18.5 kg/m²即提示患者处于营养不良状态。蛋白质–能量营养不良（protein–energy malnutrition，PEM）在ALS患者中常见。肌肉萎缩、摄取量减少、吞咽困难及高代谢会导致营养状况恶化。ALS营养支持多采用肠内营养，很少采用肠外营养，常规使用标准聚合肠内营养公式，根据患者体重，每天一般提供0.8~1.2 g/kg蛋白质和25~30 kcal/kg热能。最实际的每日总能量消耗（total daily energy expenditure，TDEE）模型常使用哈里斯–本尼迪克特公式（Harris-Benedict 公式）、米福林公式（Mifflin-St Jeor 公式）或欧文公式（Owen 公式）估计静息代谢率（resting metabolic rate，RMR）。另外，可使用肌萎缩侧索硬化功能评分量表修订版（amyotrophic lateral sclerosis functional rating scale revised，ALSFRS-R）中涉及身体活动的六个问题估计 TDEE。有学者针对不同阶段 ALS 患者的 TDEE，开发了一种基于网络的计算方法，采用生物电阻抗法测量身体成分，采用罗森鲍姆公式（Rosenbaum 公式）估计 RMR。营养维持 TDEE 估计为 ±500 kcal/d，这为经口进食失败的患者采用胃造瘘术进食提供依据。

准确估算患者日常所需营养需求量对提升患者生活质量尤为重要，目前尚无专门针对 ALS 患者的营养计算公式，临床上可通过估计 ALS 患者的总能量消耗（total energy expenditure，TEE）[即静息能量消耗（resting energy expenditure，REE）、与食物相关的产热和与体力活动相关的能量消耗之和]确定其营养需求，并根据患者体重及 BMI 值变化随时进行饮食结构调整。

第二节　运动神经元病的营养状态和能量代谢特点

ALS 是一组复杂的神经系统变性疾病，传统认为 ALS 仅会影响运动系统。在过去的二十年中，不少研究已经认识到 ALS 可产生非运动症状及它们如何影响患者的预后。不断有研究证明，在 ALS 的非运动症状中，营养状况较差（如营养不良）和代谢平衡紊乱（如体重减轻和高代谢状态）会导致更快的疾病进展和/或更早的死亡；从机制方面来说，ALS 的几种复杂的细胞变化（如线粒体功能障碍）也被证明会促进生物能量衰竭。这些症状使高能量需求的神经元对细胞凋亡极其敏感。

（一）营养状态特点

大多数 ALS 患者在发病时甚至发病前就出现体重减轻。在初次诊断时，50%~70% 的患者就已经出现体重减轻。流行病学研究表明，体重减轻的出现可以早于运动症状发作十年以上，在散发性 ALS 患者及 C9ORF72 突变患者的病例对照研究中均反复出现这一情况。在发病部位不同的患者中，我们均能观察到体重减轻；在延髓起病的患者中，体重减轻更常见；而在胸髓起病的患者中，体重减轻更明显。有意思的是，未发病的 ALS 突变基因携带者亦会出现体重减轻；而且携带 C9ORF72 突变基因的患者发病前体重减轻比携带 SOD 1 突变基因的患者更为显著。登记研究和人群队列研究也表明，脂肪减少是一个早于 ALS 发病的症状，而不是运动障碍的伴随症状。

早在二十世纪九十年代的研究显示，体重减轻是一个关键且独立的预后不良因素，后来的多项前瞻性研究、回顾性研究和荟萃分析均证实了这一观点，而且与种族无关。最严重的 ALS 症状就是较低的 BMI，并且体重减轻与患者功能状态变差（采用 ALSFRS-R 进行评估）强烈相关。据此推测，如果体重减轻和 BMI 下降是 ALS 进展的关键因素，那么与 BMI 相关的生物标志物也应与生存期相关。事实上，许多反映心血管健康情况的标志物，如血脂水平、脂肪量和脂肪分布，已被确定为预后相关因素。这些生物标志物已经可以预测前临床阶段的疾病严重程度。

（二）能量代谢特点

ALS 能量代谢障碍伴随整个疾病过程。ALS 患者消瘦、BMI 下降、体脂减少、高代谢状态及血脂异常等，均为能量代谢障碍的表现。能量代谢改变和 ALS 之间的因果关系在一系列研究中得以证实，特别是在大规模基因组数据集上使用孟德尔随机化（Mendelian randomization，MR）策略来确定遗传预测的代谢改变是否与 ALS 风险相关。大多数 MR 研究表明，ALS 风险降低与 BMI 增加、体脂增加、胆固醇水平增加、循环脂质增加和 2 型糖尿病之间存在因果关系。

ALS 患者存在高代谢状态，即患者的静息能量消耗超过患者的预测静息能量需求。一些研究表明，高达 68% 的散发性 ALS 患者和高达 100% 的家族性 ALS 患者存在高代谢状态。因此，ALS 患者能量需求的增加会加剧营养不良导致的体重减轻。

ALS 能量代谢障碍的一个明显外部因素是患者咽喉部肌肉受累导致的吞咽困难。尽管最初的研究表明高代谢和呼吸功能损伤之间存在关联，譬如在无创机械通气后观察到代谢率降低，但目前的共识是，高代谢 ALS 患者的静息能量消耗变化主要不是由呼吸负荷增加或呼吸功能障碍引起的，而应该考虑高代谢是疾病内在的某些其他因素的作用结果。例如，高代谢是线粒体功能障碍的结果，线粒体功能障碍是疾病的重要病理生理改变。

最近的研究表明，约 10% 的 ALS 患者存在代谢低下，静息能量消耗低于预测值的 80%。在这些患者中，低代谢与后期需要胃造瘘术、无创机械通气和气管切开术相关，低代谢患者的生存期长于正常代谢患者。而某些 ALS 患者在发病初期即表现为高代谢状态，且高代谢状态持续存在，由此推测，ALS 可能存在不同的代谢亚型，部分源于疾病的生理应激状态。扩散性较低且进展较慢的疾病亚型可能产生较低的生理负荷，因此，此种亚型的患者更可能出现低代谢状态。

通过胃造瘘改善患者营养状态，特别是解决由咽喉部肌肉受累引起的吞咽困难导致的摄入不足，是干预能量代谢受损、维持患者营养、延长其生存期的重要措施之一。体重下降是评估 ALS 预后的独立危险因素。在 2009 年美国和欧盟神经学会指南中，经皮内镜胃造瘘（percutaneous endoscopic gastrostomy，PEG）是 ALS 患者营养管理的标准手段。若患者体重较发病前减轻超过 10%，或进食时间超过 30 分钟，就需要考虑肠内营养支持。一项更大规模的前瞻性非随机观察性研究的结果与此一致，该研究发现，在 PEG 后至少生存 12 个月的患者中，通过 PEG 摄入高热量与延长生存期相关。

（三）吞咽困难

吞咽困难（或吞咽障碍）是指吞咽过程的异常，总体上表现为当固体或液体通过咽部或食管时，患者感到费力、疼痛、难以咽下，整个吞咽过程延长，还会出现流涎、口腔内食物残留、呕吐、反流、进食前后咳嗽或呛咳，甚至呼吸暂停、窒息等。对于 ALS 患者，饮水呛咳常常是吞咽困难的最初表现。

超过 80% 的 ALS 患者会出现吞咽困难，咽喉部起病者会更早出现吞咽困难。一般来说，运动神经元明显丢失才会出现吞咽困难。25%~30% 的 ALS 患者以吞咽困难为首发症状，或者此症状在疾病早期表现突出。70% 的肢体起病型 ALS 患者晚期都会出现吞咽困难。吞咽困难不仅显著降低 ALS 患者的生活质量，如进食时间延长，出现代谢失调、消瘦和血脂异常等，严重者还可导致脱水、营养不良和吸入性肺炎，威胁患者生命。

吞咽困难的临床评价包括以下三步。

第一步，通过询问病史聆听患者的语言，称为感知评价。

第二步，通过神经系统检查了解患者咽喉部功能。吞咽困难分为上运动神经元受累型，下运动神经元受累型，上运动神经元、下运动神经元同时受累型三种类型。一般不需要对声带进行检查。

第三步，根据患者耐受情况，观察其进食进水时的情况。临床上，对存在吞咽困难风险的无症状患者，我们需要采用进一步的辅助检查，以明确有无吞咽困难。

第三节　运动神经元病的营养评价

近十年来，美国肠外肠内营养学会、欧洲肠外肠内营养学会和中华医学会肠外肠内营养学分会对营养诊疗的基本步骤认识一致，即营养筛查、营养评定及营养干预（包括干预和监测）三个基本步骤。本节主要介绍营养筛查与营养评定。

一、营养筛查

营养筛查包括营养风险筛查和营养不良风险筛查。不同的筛查工具得出的风险不同。

（一）营养筛查工具

常用的营养风险筛查工具即 NRS 2002。常用的营养不良风险筛查工具即营养不良通用筛查工具（malnutrition universal screening tool，MUST）与微型营养评定简表（mini-nutritional assessment short-form，MNA-SF）。对于 ALS 患者，我们鼓励使用有效的营养筛查工具进行营养风险评估。

1. NRS 2002　NRS 2002 是欧洲肠外肠内营养学会于 2002 年发表的，用于营养风险筛查。其包括三个部分，即营养状态受损评分、疾病严重程度评分和年龄评分。前两个部分包括了 1~3 分三个评分等级，根据评分标准取最高分。最终得分为三个部分分数的总和，最高 7 分。如果评分 ≥ 3 分，即提示患者存在营养风险，需要进行营养支持。具体内容见表 2-1。

表 2-1　营养风险筛查 2002（NRS 2002）

A. 营养状态受损评分（取最高分）
·1 分（任一项）：近三个月体重下降 > 5%、近一周进食量减少 > 25%

续表

·2分（任一项）：近两个月体重下降＞5%、近一周进食量减少＞50%
·3分（任一项）：近一个月体重下降＞5%、近一周进食量减少＞75%、体重指数＜18.5 kg/m² 及一般情况差
B. 疾病严重程度评分（取最高分）
·1分（任一项）：一般恶性肿瘤、髋部骨折、长期血液透析、糖尿病、慢性疾病（如肝硬化、慢性阻塞性肺疾病）
·2分（任一项）：血液恶性肿瘤、重症肺炎、腹部大型手术、脑卒中
·3分（任一项）：重度颅脑损伤、骨髓移植、重症监护、急性生理与慢性健康评分＞10 分
C. 年龄评分
·1分：年龄≥70 岁

注：营养风险筛查评分 = A + B + C；如果评分≥3 分，则提示患者存在营养风险。存在营养风险的患者（NRS 2002 ≥ 3 分）需要接受部分或全部营养评定，或接受营养不良（不足）评定。

NRS 2002 同时考虑到营养状态的改变和疾病的严重程度，得出的营养风险与患者的临床结局相关，具有循证医学基础，并且在回顾性研究和前瞻性研究中得到验证，是目前很多指南推荐的首选筛查工具。其他工具所得的结论为发生营养不良的风险。NRS 2002 的突出优点是其能预测营养不良的风险，并能前瞻性地动态判断患者的营养状态变化，便于及时反馈患者的营养状况，并为调整营养支持方案提供证据。其不足之处是如果患者卧床无法测量体重，或者有水肿、腹水等影响体重测量的情况，以及意识不清的患者无法回答评估者的问题，其使用将受到限制。

获得体重和身高的基本条件是空腹、脱鞋、脱帽、脱去外套，最好是穿统一的服装。如果患者卧床无法测量体重，建议采用差值法，如照护者或家属抱着患者的总重量减去照护者或家属的体重。如果有条件，患者可应用具有体重测量功能的医疗用床。允许采集患者或家属记忆中的相关体重信息，应加"注"。特别是在询问体重变化时，应当尽可能获得患者或家属对日常体重的记录、体重开始下降的时间及下降程度。如果因为严重胸腔积液、腹腔积液、水肿等情况而无法获得患者的准确体重信息，应注明原因。

2. MUST　MUST 由英国肠外肠内营养协会多学科营养不良咨询组开发，于 2004 年发布，主要用于蛋白质 – 能量营养不良及其风险的筛查。MUST 包括三部分内容：BMI、体重下降程度及估计疾病对饮食摄入的影响。MUST 更适合用于老年患者的营养筛查，无法获得身高、体重的卧床患者仍可使用 MUST 进行筛查，其比 NRS 2002 更灵活。

3. MNA-SF　MNA-SF 由六个条目构成，其信息可通过询问患者本人、照护者或查询相关的医疗记录获取。若已经测得 BMI，则不需要测量小腿围。在无法得到 BMI 的情况（如患者卧床或昏迷等）下，可由小腿围代替 BMI。具体测量方法如下：患者卷起裤腿，露出左侧小腿，取仰卧位，左膝弯曲 90°，测量小腿最宽的部位，记录值精确至 0.1 cm，重复测量三次，取平均值，误差应在 0.5 cm 内。计算总分：分值 ≥ 12 分，无营养不良风险；分值 ≤ 11 分，可能存在营养不良，需要进一步进行营养状况评价。

（二）营养筛查的时机

评估的频率应取决于患者的临床症状及疾病进展程度。我们通常建议每三个月监测一次体重、BMI 和吞咽困难情况，必要时应进行人体成分测定，以确保患者在疾病进展期间摄取足够的能量和营养。针对吞咽困难，我们可采取神经系统疾病的一般筛查和评估方法，其中，吞咽造影录像检查（video fluoroscopic swallowing study，VFSS）被认为是最可靠的评定 ALS 患者吞咽功能的检查。

二、营养评定

（一）内容

营养评定包括膳食调查、人体测量、功能检查、临床体征检查、生化及其他实验室检查、人体成分测定等。

1. 膳食调查　膳食调查是指通过不同的方法了解一定时间内每人每日各种主副食的摄入量，在此基础上，利用食物成分表计算每人每日从膳食中所摄入的能量和各种营养素的数量与质量，借此来评定正常营养需要得到满足的程度。膳食调查是营养调查的基础，其结果可以成为对被调查人群/个人进行营养改善、营养咨询、营养指导的工作依据。膳食调查的内容包括摄入食物的种类和质量、能量与营养素摄入量、能量/蛋白质/脂肪食物来源、三大产热营养素的产热占比关系及三餐供能比。

2. 人体测量　人体测量包括体重、BMI、三头肌皮褶厚度、上臂围、上臂肌围和上臂肌面积等。

3. 功能检查　功能检查包括握力测量、直接肌肉刺激、呼吸功能、免疫功能及营养缺乏的临床检查。

4. 临床体征检查　临床体征检查主要是指一般生命体征检查和神经系统体征检查。

5. 生化及其他实验室检查　主要检查内容包括血浆蛋白质（血清白蛋白、血清前白蛋白、血清转铁蛋白、视黄醇结合蛋白）、肌酐、氮平衡、3-甲基组氨酸，以及综合评定。

6. 人体成分测定　人体组成成分有两种模型，分别是两组分模型[脂肪组织（fat mass，FM）、非脂肪组织（fat-free mass，FFM）]和四组分模型（脂肪、水、蛋白质、矿物质）。主要的测定方法有总体水法、总体钾法、密度法、人体测量方法（皮褶计法）和阻抗法等。

（二）营养评定工具

1. 主观全面评定（subjective global assessment，SGA） SGA 的结果可发现营养不良，并可对营养不良进行分类。但存在的局限性包括以下几点：SGA 更多反映的是患者的疾病状况，而非营养状况；不易辨别轻度营养不良，更多地侧重于慢性或已存在的营养不良，故不能及时反映患者营养状况的变化；不能达到快速筛查的目的。

2. 患者参与的主观全面评定（patient-generated subjective global assessment，PG-SGA） PG-SGA 是一种有效的肿瘤患者特异性营养状况评定工具，由患者自我评定部分及医务人员评定部分两部分组成。具体内容包括体重、摄食情况、症状、活动和身体功能、疾病与营养需求的关系、代谢方面的需要、体格检查七个方面，前四个方面由患者自己评定，后三个方面由医务人员评定，总体评定包括定量评定和定性评定。

3. 微型营养评定（mini-nutritional assessment，MNA） MNA 是在二十世纪九十年代初由吉戈（Y. Guigoz）等创立和发展的一种人体营养状况评定方法。其评定内容包括人体测量、整体评定、膳食问卷和主观评定。根据上述各项评分标准计分并相加，可进行营养不良和营养风险的评定。此方法在国外已得到广泛应用，既是营养筛查工具，又是评定工具，且不需要进一步的侵袭性检查。

4. 老年营养风险指数（geriatric nutritional risk index，GNRI） GNRI 是临床上的一个简单、客观、易得的指标，有助于早期发现营养不良。该指标是血清白蛋白和 BMI 的联合指标，已被广泛应用于多种疾病，被认为是评定帕金森病患者营养状况的有用工具。其预测 ALS 的有效性仍需要在进一步的临床实践中得到证实。计算方法如下：

GNRI=1.489× 血清白蛋白（g/L）+41.7× 入院体重（kg）/ 理想体重（kg）。

采用洛伦兹公式，根据患者的身高和性别计算理想体重。

理想体重（男性）= 身高（cm）- 100 - [（身高（cm）- 150）/4]，

理想体重（女性）= 身高（cm）- 100 - [（身高（cm）- 150）/2.5]。

根据 GNRI 的原始描述，可将受试患者群体分为两组，分别是低 GNRI 组（高营养风险，即 GNRI < 98）和高 GNRI 组（无营养风险，即 GNRI ≥ 98）。

三、营养诊断

2016 年，全球四大临床营养学会召开会议，提出创建《全球领导人营养不良倡议》（Global Leadership Initiative on Malnutrition，GLIM），旨在解决营养不良定义和诊断标准的全球一致性问题。GLIM 标准的使用包括两个步骤：第一步，应用任何一种经过所在国临床有效性验证的筛查工具进行营养风险筛查；第二步，对营养风险筛查阳性者，应用 GLIM 标准进行营养不良诊断，其包含三项表型指标（非自主性体重减轻、低 BMI、肌肉质量减少）和两项病因学指标（食物摄入减少或消化吸收障碍、疾病负担或炎症）。诊断营养不良至少需要符合上述一项表型指标诊断标准和一项病因学指标诊断标准，再根据三项表型指标，对营养不良的严重程度进行分级。

第四节　运动神经元病的营养管理

一、能量表和饮食推荐

（一）食物能量表

为了保证食谱的食物多样化和营养均衡，可参照各类食品的交换表（表 2-2~ 表 2-7），按照饮食习惯、季节等，调配出适合患者的丰富多彩的食谱。

表2-2 谷薯类食品等值交换表

食品	重量（g）	食品	重量（g）
大米、小米、糯米、薏米	25	绿豆、红豆、芸豆、干豌豆	25
高粱米、玉米糁	25	干粉条、干莲子	25
面粉、米粉、玉米面	25	油条、油饼、苏打饼干	25
混合面	25	烧饼、烙饼、馒头、咸面包、窝窝头	35
燕麦片、莜面	25	生面条、魔芋生面条	35
荞麦面、苦荞面	25	马铃薯	100
各种挂面、龙须面	25	湿粉皮	150
通心粉	25	鲜玉米（中等大小一个，带棒）	200

注：每份谷薯类食品提供蛋白质 2 g，碳水化合物 20 g，能量 90 kcal。

表2-3 蔬菜类食品等值交换表

食品	重量（g）	食品	重量（g）
大白菜、圆白菜、菠菜、油菜	500	白萝卜、青椒、茭白、冬笋	400
韭菜、茴香、茼蒿	500	方瓜、南瓜、菜花	350
芹菜、甘蓝、莴笋、油菜苔	500	鲜豇豆、扁豆、洋葱、蒜苗	250
西葫芦、西红柿、冬瓜、苦瓜	500	胡萝卜	200
黄瓜、茄子、丝瓜	500	山药、荸荠、藕、凉薯	150
芥蓝、塌棵菜	500	百合、芋头	100
蕹菜、苋菜、龙须菜	500	毛豆、鲜豌豆	70
绿豆芽、鲜蘑菇、水浸海带	500		

注：每份蔬菜类食品提供蛋白质 5 g，碳水化合物 17 g，能量 90 kcal。

表 2-4 肉蛋类食品等值交换表

食品	重量（g）	食品	重量（g）
熟火腿、香肠	20	鸡蛋（一大个，带壳）	60
肥瘦猪肉	25	鸭蛋、松花蛋（一大个，带壳）	60
熟叉烧肉（无糖）、午餐肉	35	鹌鹑蛋（六个，带壳）	60
熟酱牛肉、熟酱鸭、大肉肠	35	鸡蛋清	150
瘦猪肉、瘦牛肉、瘦羊肉	50	带鱼	80
带骨排骨	50	草鱼、鲤鱼、甲鱼、比目鱼	80
鸭肉	50	大黄鱼、鳝鱼、鳙鱼、鲫鱼	80
鹅肉	50	对虾、青虾、鲜贝	80
兔肉	100	蟹肉、水浸鱿鱼	100
鸡蛋粉	15	水浸海参	350

注：每份肉蛋类食品提供蛋白质 9 g，脂肪 6 g，能量 90 kcal。

表 2-5 大豆类食品等值交换表

食品	重量（g）	食品	重量（g）
腐竹	20	北豆腐	100
大豆	25	南豆腐（嫩豆腐）	150
大豆粉	25	豆浆（黄豆重量一份加水重量八份磨浆）	400
豆腐丝、豆腐干、油豆腐	50		

注：每份大豆类食品提供蛋白质 9 g，脂肪 4 g，碳水化合物 4 g，能量 90 kcal。

表 2-6　奶类食品等值交换表

食品	重量（g）	食品	重量（g）
奶粉	20	牛奶	160
脱脂奶粉	25	羊奶	160
乳酪	25	无糖酸奶	130

注：每份奶类食品提供蛋白质 5 g，脂肪 5 g，碳水化合物 6 g，能量 90 kcal。

表 2-7　水果类食品等值交换表

食品	重量（g）	食品	重量（g）
柿子、香蕉、鲜荔枝	150	李子、杏	200
梨、桃、苹果	200	葡萄	200
橘子、橙子、柚子	200	草莓	300
猕猴桃	200	西瓜	500

注：每份水果类食品提供蛋白质 1 g，碳水化合物 21 g，能量 90 kcal。

（二）饮食推荐及注意事项

1.保证饮食均衡　特别要注意摄入蛋白质，每日补充牛肉、鱼肉、猪肉、牛奶、奶制品、豆制品和鸡蛋（富含蛋白质，可以帮助维持肌肉状态）。方法包括以下几种。

（1）在汤、米、面和土豆等主食菜品中加入肉类、鸡蛋、奶制品和豆制品。

（2）在饮料、炖菜、谷物和牛奶菜品中加入奶粉。

（3）在牛奶和奶昔中加入即食早餐（如饼干、麦片等）。

2.保证热量充足　为了维持体重和防止消耗自身肌肉，需要摄入足够热量，而富含脂肪和糖的食物是热量的优质来源。

（1）在汤、面条、蔬菜、米饭、馒头和面包中加上一汤匙黄油或植物油，在面包、馒头上加一汤匙蛋黄酱，在鱼肉、鸡肉和鸡蛋等各类沙拉中加入额外的蛋黄酱。

（2）在日常饮食中加一至两汤匙沙拉酱调料、植物油或多脂奶油。

（3）在面包上涂抹一汤匙果酱或蜂蜜。

（4）食用蛋羹，饮用豆浆。

（5）在酸奶或冰淇淋中加入各种水果、糖浆或蜂蜜，以增加热量和口味，也可加入谷物早餐（如饼干、麦片）。

（6）向营养师咨询营养补充剂的品牌和推荐剂量，营养补充剂能够提供均衡的营养，通常是罐装的液体或粉类，在大型商店和药店有售。

3. 体重相关注意事项

（1）患者即使感觉超重，也不要通过饮食方式来减肥，因为以后进食可能会越来越困难。

（2）患者经常感觉其体重增加，特别是腰部，这与腹部肌肉的肌张力下降有关。

（3）患者即使感觉衣服紧绷，需要穿大码衣裤，也不要通过饮食方式来减肥。

（4）每周测量并记录体重，如果体重下降，就尽量增加每餐热量，请营养师协助列出饮食计划。

（5）由肌肉萎缩导致的一定程度的体重下降并非少见。

二、进食护理

（一）食物制作要点

1. 对于进食正常、活动不受限的患者，原则为保证充足的能量和蛋白质。一般按照标准体重30~35 kcal/kg计算能量需求，个体能量需求因实际体重、年龄、活动量和伴发疾病而异。标准体重（kg）的计算方法为身高（cm）−105，所得数值和实际体重的差值在±10%以内属于正常体重。如果在−10%以上，则属于消瘦，应该增加能量的摄入。其中，总能量的15%~20%由蛋白质供给，总能量的30%左右由脂肪供给。若存在呼吸困难，可适当提高脂肪的比例，剩余能量（大概为总能量的50%~60%）由碳水化合物供给。

2. 对于进食正常、无吞咽困难和呛咳、无活动受限、日常卧床的患者，原则为保证充足的能量和蛋白质。一般按照标准体重25~30 kcal/kg计算能量需求，个体能量需求因实际体重、年龄和伴发疾病而异。余同上。

（二）餐具选择

1. 建议选择塑料、木质的勺子给患者喂饭，筷子最好是木质、钝头的。
2. 吞咽困难明显的患者不要使用吸管。
3. 建议选择大把手、容易持握的刀叉，以及有边的盘子。
4. 桌面上准备防滑的餐垫。

（三）鼻饲与胃造瘘

1. 建议存在吞咽困难和呛咳的患者接受管饲饮食，包括鼻胃管（nasogastric tube，NGT）和PEG[或X线引导下经皮胃造瘘（precutaneous radiological gastrotomy，PRG）]，后者更有利于防止误吸和营养不良的发生。

2. 存在吞咽困难和呛咳但未接受管饲饮食的患者，应注意以下问题。

（1）稀的液体容易引起呛咳，如清水、果汁、牛奶、肉汤等，可加入增稠剂，如藕粉。

（2）泥状食物可以缓解呛咳，如土豆泥、稠藕粉、果泥、菜泥、婴儿米粉等。尽量选择碎烂食物，如稠粥、蛋羹、碎肉等。

（3）应该避免膳食纤维含量多的食物、富含水分的水果、容易掉渣的酥脆食物及过酸或过辣的食物。

第五节　运动神经元病的常见营养支持误区

1. 忽视营养的重要性　一些患者和家属可能没有意识到良好营养对于延缓疾病进展和维持生活质量的重要性。

2. 过度限制饮食　由于担心体重增加或误吸风险，一些患者可能过度限制食物的摄入，导致营养不足。

3. 蛋白质摄入不足　蛋白质对于维持肌肉质量至关重要，但患者可能未摄入足够的蛋白质。

4. 忽视能量需求　患者可能未认识到疾病导致代谢率增加，需要更多的能量来维持体重和身体功能。

5. 吞咽困难时减少进食　由于吞咽困难，患者可能会减少进食量，而不是寻求适当的营养支持和调整食物质地。

6. 缺乏个性化营养计划　每个患者的情况都是独特的，但有些患者可能没有根据个人需求制订个性化的营养计划。

7. 忽视营养补充剂的作用　在适当的情况下，营养补充剂可以帮助患者满足营养需求，但有些患者可能没有充分利用这一资源。

8. 对管饲的误解　一些患者和家属可能对管饲有顾虑，担心它会影响患者的生活质量，而没有认识到它在维持营养状态方面的好处。

9. 缺乏专业指导　没有营养师或医疗专业人员的指导，患者可能无法获得适当的营养管理。

10. 忽视食物调整　一些患者和家属可能没有根据患者吞咽能力的变化调整食物的质地和稠度，增加了误吸的风险。

宋红松、唐璐　编写
黄旭升、李晓光、李宏福　审阅

第三章 运动神经元病的呼吸管理

第一节 无创机械通气

一、认识和沟通介入时机

在初始诊断 ALS 时，医患双方都应该关注疾病的诊断和有限的治疗方法。然而，应该在医患关系形成后的极早期阶段对呼吸管理问题进行详细讨论，尤其在初始诊断后，且在呼吸症状出现前，医生要告知患者可用的呼吸选择，以及需要他们参与决策制定过程，这一点十分重要。

二、运动神经元病呼吸受累的机制

随着疾病的进展，ALS 患者均会出现呼吸肌受累，也有极少的患者以呼吸肌受累为首发症状。图 3-1 展示了该病呼吸功能受损的机制，ALS 对呼吸的影响是多方面的，既有来自运动皮层和脑干锥体束的呼吸控制，也有来自颈胸段脊髓前角细胞的下运动神经元损害直接导致的呼吸肌无力。

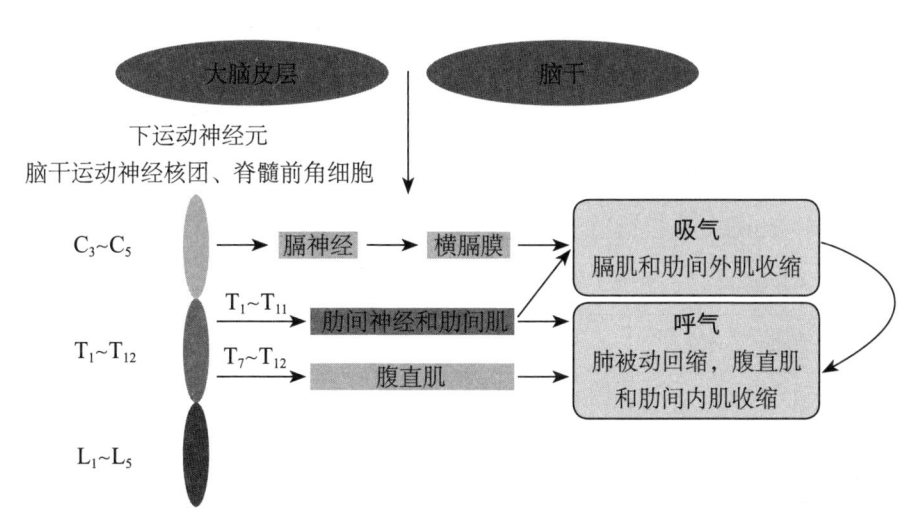

图 3-1　ALS 影响呼吸功能的示意图

ALS 患者呼吸功能的进行性下降是一定的，但是，在疾病的进程中，还有很多因素和并发症是可以避免的，其中一项就是慢性呼吸肌疲劳。ALS 会造成患者的通气不足而导致低氧血症，低氧血症可以导致呼吸肌疲劳的更早发生，这就形成了一个恶性循环。ALS 患者的呼吸功能障碍主要为限制性通气障碍，而气体弥散功能往往没有明显受累，单纯的氧疗不能解决通气问题，反而可能会加重二氧化碳的潴留。

三、ALS 患者呼吸功能障碍的识别

（一）ALS 患者呼吸功能障碍的症状和体征

尽早识别出 ALS 患者的呼吸功能障碍并采取相应的处理是非常有意义的。ALS 患者的呼吸功能障碍是一个缓慢发生并逐渐加重的过程，患者早期的自觉症状并不突出，而且有时与患者的焦虑症状混杂，我们需要注意排除这些混杂因素。

表 3-1 列出了 ALS 患者出现呼吸功能障碍的症状和体征，可以帮助医生在临床工作中对患者进行呼吸功能评估。

表 3-1　ALS 患者呼吸功能障碍的症状和体征

症状	体征
活动后呼吸困难（劳力性呼吸困难）	胸式呼吸减弱
平卧后呼吸困难（端坐呼吸）	呼吸频率 > 30 次/分
注意力不集中	休息时仍有辅助肌肉参与呼吸
极度疲劳感	咳嗽无力
食欲减退	吸气时腹部的矛盾运动
焦虑	体重下降
夜间通气不足的症状： 夜间睡眠不安或易醒， 噩梦 – 晨起头痛 – 白天嗜睡	分泌物增多，流涎

但是，这些症状和体征的出现往往预示患者的病情已经达到相当严重的程度，我们应在更早的阶段对 ALS 患者的呼吸功能进行客观评估，以识别患者的呼吸功能是否受损，从而恰当使用无创机械通气（non-invasive ventilation，NIV）支持治疗。

（二）ALS 患者的呼吸功能检测

现在国际公认使用用力肺活量（forced vital capacity，FVC）作为评估 ALS 患者呼吸功能的指标，并且 FVC 越低，患者的生存时间越短，但是 FVC 对呼吸功能的改变并不敏感。特别是有球部症状或明确面肌无力的 ALS 患者，常常不能按要求完成测验，即使他们使用面罩或吹气筒，并且有好的膈肌功能，也不能吹出有效的肺活量值，故 FVC 在 ALS 的呼吸功能评价中具有一定的局限性。在临床上，除了检测站立位或坐位的肺活量外，如果可能，还应检测仰卧位的肺活量。近年来，临床也采用最大吸气压（maximal inspiratory pressure，MIP）及最大鼻吸气压力（sniff nasal inspiratory pressure，SNIP）来反映吸气功能，采用最大呼气或咳嗽气流的呼气峰流率评估呼气功能。

值得一提的是，即便肺功能检查基本正常的 ALS 患者仍有可能存在夜间低通气。夜间低通气常最先发生于快速眼动睡眠期，此时辅助肌肉不活跃，呼吸更多地依赖膈肌，而膈肌在仰卧时力量较弱。在睡眠中不断地发生低通气，可导致患者重复觉醒，并影响睡眠。睡眠干扰是呼吸功能障碍的早期表现，可应用多导睡眠监测仪监测患者，以明确其是否存在夜间低通气及低氧血症。最好监测二氧化碳水平，其与血氧饱和度相结合，可以更好地反映患者的呼吸状态。

基于以上的认识，所有的 ALS 患者应每三个月进行一次呼吸功能（以 FVC 为参考）的评估。当存在夜间低通气的症状时，应立即开展针对睡眠状况的研究，可以进行夜间血氧饱和度监测。动脉血气分析异常和夜间低通气是紧急应用无创机械通气或控制其他症状的指标，对于任何一个怀疑有夜间低通气的患者，临床都应该进行夜间血氧饱和度及二氧化碳的监测。图 3-2 是临床的患者呼吸监测流程。

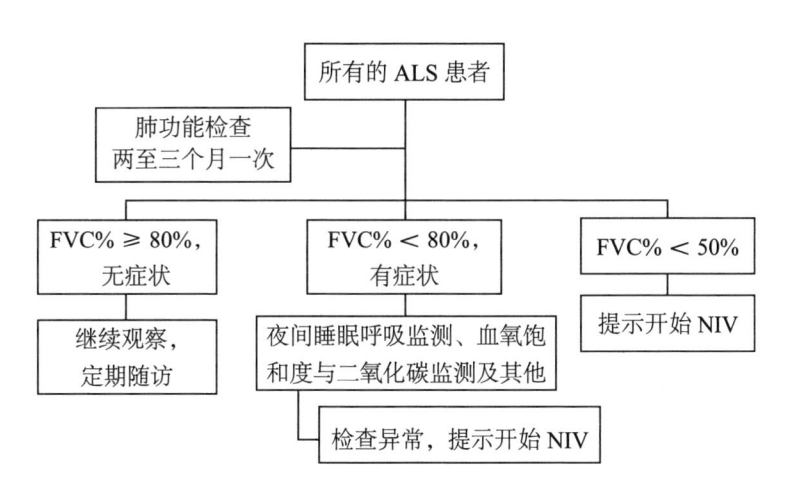

图 3-2　ALS 患者呼吸监测流程

注：由于 MIP 或 SNIP 在呼吸功能检测中并非常规检查，而 FVC 虽并非最佳指标，却是最易获得的参数，故临床还是以此为参考。FVC% 为 FVC 占预计值或正常值的百分比。

四、ALS 患者的无创机械通气

（一）呼吸支持

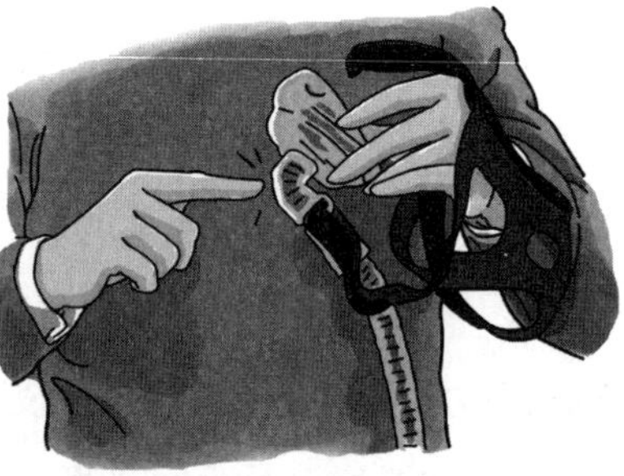

评估呼吸功能主要是为了确定开始呼吸治疗的时间。对 ALS 患者来说，是否开始无创机械通气治疗除了要看患者的呼吸功能是否下降，还应尊重患者本人及家属的意愿（图 3-3 为无创呼吸装置）。有条件时，医生应在病程早期与患者及其家属进行

图 3-3　无创呼吸装置

呼吸治疗规划的探讨，使患者及其家属认识到呼吸治疗应贯穿疾病的发展过程。在早期呼吸未受累时，无须呼吸支持；随着病情发展，进入夜间呼吸支持，乃至全天呼吸支持；在终末期，还需要讨论是否进行有创机械通气治疗。

截至 2024 年 10 月，检索 UpToDate 中关于 ALS 的文献，针对患者的无创机械通气的时机，文献给出了如下建议。

（1）FVC% 或 VC%（肺活量，vital capacity）＜ 50%。

（2）FVC% 或 VC% ＜ 80%，伴有呼吸功能障碍的症状和体征。

（3）SNIP 或 MIP ＜ 40 cmH$_2$O。

（4）SNIP 或 MIP ＜ 65 cmH$_2$O（男性）/55 cmH$_2$O（女性），伴有呼吸功能障碍的症状和体征。

（5）每三个月复查肺功能，发现 SNIP 或 MIP 下降超过 10 cmH$_2$O（FVC% 下降超过 10%）。

ALS 患者的无创机械通气治疗应使用双水平正压通气（bi-level positive airway pressure，BiPAP），关于无创呼吸机各参数的设置及调整并没有详细

的指南和建议，需要根据患者的个人情况及耐受情况进行调整。既往的研究认为，对于需要长时间无创机械通气的 ALS 患者，推荐在强制辅助呼吸频率下的压力触发模式，而非容量控制模式。2014 年的一项前瞻性研究表明，患者在两种模式下的潮气量有所差异（418 ± 137 mL 与 782 ± 107 mL），但患者的使用情况和生存期没有差异。在个人的经验中，对于早期呼吸功能受损的患者，初始治疗采取两种模式均可良好适应，但如果初始治疗采取了压力触发模式，之后再调整为容量控制模式，患者不耐受的情况就较为多见。

因为 ALS 患者的呼吸功能下降是隐匿发生并缓慢加重的，有时，FVC 的下降已经相当明显，但患者并无明显的自觉症状，我们在给这些患者进行无创机械通气治疗时，需耐心地反复沟通。对所有患者来说，第一个月甚至第一周的呼吸治疗是决定后续长期使用呼吸机治疗成功与否的关键，这一阶段的治疗最好可以在医生或呼吸治疗师的指导下进行，对任何不适症状的随时有效沟通和调整、对焦虑紧张情绪的安抚都可以提高使用呼吸机治疗的成功率。

对于呼吸机参数的调整，我们有以下建议。

（1）从"小"开始。开始设定的压力和潮气量以患者舒适、可以耐受为宜，此时是决定"用"与"不用"呼吸机治疗的阶段，能接受（用下来）即迈出了治疗的第一步。

（2）逐渐"滴定"。在开始的一周到一个月内，根据患者的实际情况逐渐增大压力和潮气量，以达到症状改善及指标达标的目的。这一步才是开始决定是否"用好"的阶段。

（3）根据病情，随时需要做相关的调整。对 ALS 患者来说，病情始终是在逐渐加重的，设定好的参数也需要根据病情的变化进行相应调整。一般来说，即便病情稳定，也需要至少每三个月对患者使用呼吸机的记录数据进行分析，必要时调整参数；当患者出现病情波动时，应随时做出调整。

（二）气道管理

ALS 患者的气道管理主要有以下两个方面。

1. 减少气道内分泌物的生成　ALS 患者在呼吸受累的同时常伴发吞咽功能受累，吞咽困难、呛咳、误吸、吸入性肺炎是常见的临床并发症。吞咽困难会导致"异物"进入气道，这个"异物"可能是食物残渣，也可能是患者难以咽下的唾液。患者的吞咽困难不仅仅发生于进食时，由于唾液的分泌，患者往往在流涎的同时，会由自己的唾液造成呛咳，比呛咳更可怕的是隐性误吸（silent aspiration）。对于所有延髓受累的患者，建议在评估呼吸功能的同时注意评估吞咽功能，存在确定的吞咽困难和误吸风险的患者应尽早做 PEG，保证营养摄入，同时减少经口进食带来的风险。同时，还可以通过一些药物治疗来减少唾液的生成。当然，在发生气道感染时，及时使用有效的抗生素是必要的。

2. 加强气道分泌物的排出　应尽量促进痰液向主气道转移，放大咳嗽效应。我们可以在 ALS 患者病程早期即开始指导其练习主动辅助深呼吸法（active-assisted deep breathing，AA-DB），该方法花费少，简便易行，除了可以增加咳痰，还可以在一定程度上保持患者的肺容量。但是，当中晚期患者的呼吸肌无力更加严重时，需要使用机械性吸－呼技术（mechanical insufflation-exsufflation，MI-E）（即咳痰机，图 3-4），通过正负压快速转换，产生有效的咳嗽峰值流速，带出分泌物。该技术分为两步，第一步，深大吸气（正压通气扩张肺），一方面可以扩张气管、支气管，松动分泌物栓块，另一方面可以充盈肺泡，增加肺泡内压；第二步，负压呼气，使肺内气流高速排出，推动分泌物栓块向大气道移动。

还有很多其他方法可以促进气道分泌物排出，例如，体位引流可以增加气道黏液转移速度，促进痰液移动；高频胸壁压缩可以帮助产生呼气气流；高频胸壁震动可以促进痰液松动等。根据患者的情况，以上方法均可以酌情尝试。

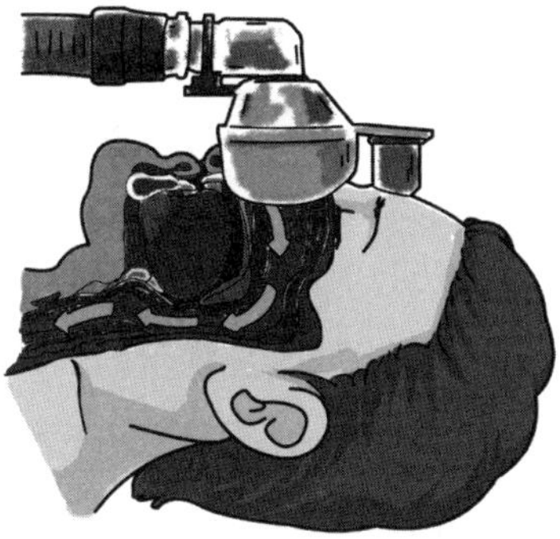

图 3-4　咳痰机示例

五、ALS 患者对呼吸治疗存在的误区和疑问

（一）不做呼吸功能的监测，仅凭患者的自觉症状和感受决定是否开始呼吸治疗

不做呼吸功能的监测，仅凭患者的自觉症状和感受就决定是否开始呼吸治疗确实是不够的。前文已经介绍了，运动神经元病会对患者的呼吸功能产生严重影响，而呼吸功能的下降往往是病情进展的重要标志。慢性呼吸肌疲劳会减弱咳嗽反射，使分泌物不易排出，从而增加呼吸道感染的风险。医生定期监测患者呼吸功能可以及时发现问题并采取措施，降低患者感染的风险。及早进行呼吸支持治疗，如使用呼吸机，可以预防呼吸困难的发生，减少呼吸道感染，从而达到延长患者生命的目的。

1.不监测呼吸功能的局限性　仅凭患者的自觉症状和感受做决定具有很大的局限性。

（1）主观性强：患者的自觉症状和感受往往受到个人心理状态、疼痛耐受度等多种因素的影响，具有较大的主观性。前文已介绍，关于呼吸功能下降的症状，很多并非特异性的，如疲劳感、注意力不集中等，很容易被运动神经元病本身的症状所掩盖。而且，由于患者的运动功能下降，很多患者并不能再做活动，所以，"活动后呼吸困难"在很多运动神经元病患者中并不能体现出来。

（2）不敏感性：在疾病早期，呼吸功能下降可能并不明显，患者可能没有明显的自觉症状或感受。等到出现明显症状时，病情可能已经较为严重。

（3）易忽视：患者可能会因为情绪、睡眠干扰，以及疾病的其他症状（如肢体活动功能的下降）等而忽视呼吸功能的细微变化，从而延误治疗时机。

2. 合理做法　合理的做法有以下几种。

（1）定期监测呼吸功能：运用用力肺活量、呼气峰值流量、潮气呼吸描记法、支气管舒张试验及肺通气显像等检查项目，以客观评估患者的呼吸功能状态。

（2）结合患者自觉症状：虽然自觉症状具有局限性，但仍然是评估患者病情的重要参考。医生应结合患者的自觉症状和客观检查结果进行综合判断。

（3）及时采取干预措施：一旦发现患者出现呼吸功能下降或其他异常情况，应及时采取干预措施，如调整治疗方案、使用呼吸机等，以延缓病情进展，并改善患者的生活质量。

（二）当前的肺功能检查是不是就能充分反映患者的实际呼吸功能状态？

神经肌肉疾病对呼吸系统的影响，可以通过将呼吸系统分成不同的结构来理解，包括肺部、通气泵、气道和呼吸中枢。在这些结构中，即使肺部正常，影响大脑、神经、肌肉或胸廓的疾病也会导致呼吸衰竭或低氧血症。

神经肌肉系统主要以三种方式实现呼吸功能：调节呼吸驱动、通气、气道保护（如咳嗽）。神经肌肉疾病导致的呼吸系统问题通常会有以下几个特点：肺扩张不全、咳嗽能力受损、分泌物堵塞气道、睡眠呼吸障碍（包括阻塞性睡眠呼吸暂停和睡眠相关通气不足）。

1.肺功能检查的主要内容及局限性　肺功能检查的主要内容及局限性有以下三种。

（1）肺容量检查：测量肺部能够容纳的气体量可以评估肺部的健康状态。但运动神经元病患者肌肉无力，不能很好地咬住肺功能检查的咬嘴，进而影响肺容量的测量结果。

（2）通气功能检查：可以体现肺部气体的流动情况。然而，神经肌肉疾病患者的气道可能并未发生结构性改变，气流通畅性改变不大，只是气流强度受限，因而在常规肺功能检查中敏感度不高。

（3）弥散功能检查：可以评估肺部气体交换的效率。尽管神经肌肉疾病患者的肺部可能保留了正常的气体交换功能，但由于通气不足或肺扩张不全，患者可能出现气体交换的实际效率降低，而弥散功能检查可能无法准确反映这一点。

2.临床需要结合的其他检查　为了更全面地评估神经肌肉疾病患者的实际呼吸功能状态，除了肺功能检查，还需要结合以下几种检查手段。

（1）呼吸肌力量评估：测量MIP和最大呼气压（maximal expiratory pressure，MEP）等指标，可以评估呼吸肌的力量。这些指标对于判断神经肌肉疾病患者的呼吸肌功能具有重要意义。

（2）动脉血气分析：检测动脉血中的氧分压、二氧化碳分压等指标，可以评估患者的气体交换功能。这对于判断运动神经元病患者是否存在低氧血症和高碳酸血症等具有重要价值。

（3）影像学检查：如通过胸部CT、MRI等，医生可以直观地观察患者肺部和胸廓的形态和结构，有助于判断其是否存在肺部或胸廓的病变。

（三）使用呼吸机后会出现"依赖"

有些运动神经元病患者对呼吸机治疗存在一些担忧，担心一旦开始使用呼吸机，自身的呼吸功能就会退化，导致无法脱离呼吸机，甚至无法在没有呼吸机的情况下呼吸。这种担忧可能源于对呼吸机辅助呼吸的误解。实际上，呼吸机的使用是为了支持患者呼吸，而不是替代呼吸。那么，应该如何缓解患者的担忧呢？①加强沟通。应与患者及其家属进行充分的沟通，解释呼吸机的作用、使用方法和治疗时间等，增强患者对呼吸机使用的理解和信心。②制订个性化的治疗方案。医生应根据患者的具体情况，制订个性化的治疗方案。这包括选择合适的呼吸机类型、调整呼吸机的参数、制订治疗计划等。

（四）吸氧是不是就可以了？（有些患者宁可吸氧，也不使用呼吸机）

对于运动神经元病患者，我们不建议单纯吸氧。因为运动神经元病患者的呼吸问题是呼吸肌无力导致的，在这种情况下，患者的呼吸系统可能无法有效地将氧气吸入肺部，并进行气体交换，同时也不能有效地将二氧化碳排出体外。单纯吸氧无法解决缺氧的根本问题（虽然吸氧可以提供额外的氧气，但它并不能解决神经肌肉疾病导致的呼吸肌无力或呼吸衰竭等根本问题），并且有可能加重二氧化碳潴留，加重高碳酸血症。因为单纯吸氧可能会抑制患者的呼吸中枢，导致呼吸频率和潮气量下降，从而进一步减少二氧化碳的排出。所以不建议患者单纯吸氧，而需要规范的呼吸机支持治疗。如果患者在使用呼吸机时仍有低氧血症，必要时可以进行呼吸机吸氧治疗。

（五）呼吸机设置的参数不适合，造成"空气饥饿"

在运动神经元病患者的呼吸机治疗中，有些患者的呼吸机设置并不充分，可能会导致患者出现"空气饥饿"的现象（患者即便已经使用呼吸机进行治疗，仍然感觉无法获得足够的空气，进而出现呼吸困难、焦虑甚至危及生命的状况）。呼吸机参数设置不当的原因主要有以下几种。①未充分考虑患者的个体差异。需要了解运动神经元病患者的呼吸功能受损程度、气道阻力、胸肺顺应性等因素，如果呼吸机的参数设置未充分考虑这些差异，就可能导致患者通气不足或过度通气，从而引发"空气饥饿"。②疾病进展与参数调整不匹配。运动神经元病患者的呼吸肌无力可能逐渐加重，导致患者的呼吸功能进一步受损，如果没有根据疾病的进展对呼吸机的参数进行及时调整，就可能出现通气不足的情况。③呼吸机类型与模式选择不当。需要了解呼吸机的不同类型（如定压型、定容型、定时型等）和通气模式（如辅助/控制通气、同步间歇指令通气等）具有不同的特点和适用范围，如果选择了不适合患者病情的呼吸机类型或模式，也可能导致患者出现通气不足。

六、国内 ALS 患者呼吸治疗现状

随着大家对运动神经元病的认识越来越深入，以及公益科普的不断推进，特别是北京东方丝雨渐冻人罕见病关爱中心的"百万呼吸"计划的逐步实施，近年来，国内呼吸机的使用率已较之前有较大幅度的提升，但是在开始使用呼吸机的时机、呼吸机参数的设置等方面，我们仍有很多需要规范的内容，希望本书可以帮助大家了解呼吸支持的重要性，以便患者可以尽早开始更规范的呼吸治疗。

第二节　有创机械通气

如前所述，我们已经了解到 ALS 患者在病情发展的过程中会出现呼吸功能障碍。当 ALS 患者病情逐渐进展，或者出现非计划内的紧急呼吸功能障碍，无创机械通气无法满足患者的呼吸治疗需求时，我们通常需要为患者开放气道，实施有创机械通气。

ALS 患者需要有创机械通气的常见原因包括：呼吸肌无力进行性恶化，引起低氧血症和/或二氧化碳潴留加重；咳嗽无力导致分泌物无法排出；肺

炎及严重的呼吸道感染等急性可逆性肺部疾病导致肺组织通气和/或弥散功能障碍。

无创机械通气在 ALS 患者中的应用有较多有力证据支持，而有关有创机械通气在 ALS 患者中应用的叙述及指导意见明显不足。原因有两方面，一方面，缺乏相关研究提供高质量的循证医学证据；另一方面，有创机械通气的实施常伴随病程终末期及不良的生存结局的出现。因此，对于有创机械通气的最佳开始时机的选择、标准流程、常见并发症的识别与处理，以及与之相关的经济学问题，目前并没有统一的指导意见。我们将通过以下几个部分进行逐一叙述。

一、开始有创机械通气的时机

除了非计划的可逆性紧急情况（如新出现的呼吸道感染、痰栓阻塞气道、误吸等）可通过气管插管的方式短期保留人工气道，ALS 患者更常见的需要实施有创机械通气的原因是呼吸肌无力进行性加重及咳嗽无力导致分泌物排出困难，一般见于处于自然病程后期或前期延髓起病的患者。

国内相关指南推荐有创机械通气的指征有以下几种：ALS 病情进展，无创机械通气不能维持血氧饱和度 > 90%，或二氧化碳分压 > 50 mmHg；分泌物过多，无法排出；患者不耐受无创机械通气；FVC% < 50%，或呼吸困难症状持续。应特别注意，上运动神经元受累体征非常突出的患者很可能对无创机械通气的耐受性更差，需要更早考虑有创机械通气支持。

在临床中，经常有患者和家属不了解气管插管和气管切开的区别。一般来说，气管插管是通过口腔或鼻腔插入一根特制的气管内导管，导管经过声门进入气管或支气管内。而气管切开需要在颈部进行手术，切开颈段气管，然后插入塑料或金属导管。从运动神经元病的有创机械通气指征来看，其所指的患者通常可能需要长期接受有创机械通气支持，因此，相对于气管插管，气管切开明显更具优势。一方面，患者在完全清醒的情况下可耐受气管切开的导管；另一方面，气管切开更有利于口腔清洁的维护及人工气道的长期管理。尤其是延髓起病的 ALS 患者，前期即出现严重呼吸功能障碍、吞咽反射欠佳、咳嗽无力等临床表现，因而失去气道保护能力，这往往预示患者只有较短的生存时间。研究表明，严重延髓性麻痹症状的出现就是气管切开的指征之一。在该研究中，气管切开的 ALS 患者经短期医疗机构过渡后，能继续在家庭中有序地接受有创机械通气，一年内生存率良好，并且在这一年中导致患者死亡的直接原因并非呼吸相关事件。

有创机械通气可实现与无创机械通气相似的正压通气的效应，更重要的是能保证气道保护反射欠佳的 ALS 患者的生命通道畅通。因此，我们决定有创机械通气的应用时机不仅需要评估肺功能，还需要考虑气道保护的因素。

当然，根据国内的实际情况，不少 ALS 患者及其家属对气管切开操作有一定顾虑甚至误解，医护人员应该对可能在有创机械通气中获益的患者群体进行充分的解释和宣教，以延长患者的生存时间及提高其生活质量。

二、有创机械通气的实施流程

ALS 患者人工气道的建立及初次有创机械通气的实施通常在医疗机构内进行。随着对引起呼吸功能障碍急性加重的因素（如急性感染）的控制，患者可在一定程度上保留部分膈肌及肋间肌功能，因此，有创机械通气早期应选择辅助/控制通气或间歇指令通气等模式，由患者自主吸气触发，使有创机械通气在保证患者通气需求的同时，既能使患者呼吸肌功能得到合理锻炼，又使患者不至于因呼吸肌过度做功而额外消耗能量。无论是辅助/控制通气模式，还是间歇指令通气模式，均应设置合适的支持水平（合适的支持压力/潮气量），我们可通过动态监测动脉血气分析结果来设置合适的支持水平，目的是在保证有效通气的同时，尽可能避免由呼吸机依赖导致的呼吸肌萎缩加重。除此以外，设置合适的吸气时间/压力上升斜坡，一方面可以满足患者自身的吸气需求，另一方面可以避免人机对抗的发生，避免进一步加重呼吸消耗及呼吸衰竭。

处于稳定期的 ALS 患者的肺实质鲜有显著异常，因此，吸入氧浓度可维持在较低的水平，甚至是 21% 的空气水平，这不仅有利于患者在家中继续实施有创机械通气（用于有创机械通气的呼吸机需要高压供氧，家庭常用制氧机所提供的氧气压力不足，须备用氧气瓶，以便在必要时使用），更有助于避免吸收性肺不张的发生。

在进行有创机械通气的过程中，照护者不仅需要观察患者的表情、呼吸形式等临床表现及生命体征，还要学会识别常见的异常呼吸机波形，早期发现人机不协调的表现，调整呼吸机参数，目的是安排可能的撤机训练，或平稳过渡至家庭有创机械通气支持。

三、常见并发症的预防与处理

1. 呼吸机相关性肺炎　接受有创机械通气的 ALS 患者首先应当关注的并发症是呼吸机相关性肺炎。由于患者长期卧床、呼吸肌萎缩、咳嗽无力，呼吸道感染可能反复出现，而人工气道的建立及正压通气这种非生理性的通气方式，不能避免呼吸机相关性肺炎的发生。患者可能表现为体温升高、分泌物增多、分泌物性状改变、血氧饱和度下降、二氧化碳潴留等，甚至出现肺外其他器官功能障碍。因此，避免呼吸机相关性肺炎的发生有利于改善患者的生活质量及结局。预防与处理方法有以下几种。

（1）规律有效的呼吸肌锻炼有助于延长每日撤机时间，因为患者本身的自主呼吸形式有助于重力依赖部位的肺泡打开，避免肺不张发生。

（2）加强患者翻身拍背及口腔分泌物引流，可避免肺不张的进一步加重及呼吸道感染的发生。

（3）若患者处于自然病程后期，需要长期有创机械通气辅助，照护者应掌握吸痰技巧，并定期清除气道内分泌物，尤其应注意手卫生，减少外界定植细菌进入患者气道内。

另外，对于吞咽功能显著受损的 ALS 患者，早期接受 PEG 不仅能保障营养充分供给，同时可避免反流及误吸的发生，同样有助于正常呼吸功能的维持。

2. 人机不协调　有创机械通气的另一个常见并发症是人机不协调。有创机械通气的过程存在患者自身呼吸肌做功与呼吸机做功之间的平衡，人机不协调的结果可能是患者呼吸消耗额外增加，或加速呼吸肌萎缩及无力的进程，因此，如何合理辅助呼吸以避免呼吸机依赖，对 ALS 患者来说同样非常重要。设置合理的吸气触发方式（流量触发通常优于压力触发）及触发水平，目的是避免吸气初期呼吸肌过度耗能（无效触发、延迟触发），同时避免呼吸机错误感知流量或压力变化而引起的误触发。而设置合理的吸气流量或吸气时间/吸气上升斜坡，是为了在保证患者潮气量需求的同时，避免过大流速对气道产生刺激，引起呛咳不适。合理的呼气切换条件及吸呼气时间比设置有助于气体在肺内充分交换，并最终被呼出。

另一个容易被忽视的问题是呼吸机的过度辅助。备用呼吸频率设置过高，呼吸机的送气转变为时间触发，会使患者的呼吸肌缺乏主动收缩做功。长时间机控呼吸的患者看似舒适，但有可能出现慢性过度通气，甚至出现呼吸性碱中毒。当然，除了呼吸机设置，患者本身的情绪管理、营养供给、规律锻炼等也是保障有创机械通气顺利实施的很重要的因素。

四、常见紧急事件的识别与处理

在实施有创机械通气的过程中，常见的紧急事件包括呼吸机供电中断、人工气道阻塞、气囊破损漏气等，当出现以上非计划事件时，医护人员及其他照护人员应保持沉稳并流畅应对。

1. 呼吸机供电中断　家中常规预留备用电源，并保持电量充足，对接受无创或有创机械通气的患者来说是非常重要的。当出现紧急停电事件时，呼吸机配置的后备电池及家庭备用电源正常启动是患者生命安全的最大保障。

2. 人工气道阻塞　人工气道使用时间过长、气道湿化不良、分泌物增多及性状改变、护理不当等多种原因，可造成人工气道部分或完全阻塞。观察患者，可见呼吸运动异常、表情痛苦、大汗淋漓，查体可见三凹征、嘴唇发绀，若观察呼吸机波形，还可见异常增高的气道压力、流速上升或下降缓慢、潮气量显著降低等表现，以上均提示气道阻塞可能。如果患者此时存在血氧饱和度下降或生命体征不平稳，应立即将呼吸机吸入氧浓度调为纯氧，然后再进行排查及处理，使用一次性吸痰管经人工气道吸痰，根据吸痰管遇到阻力时的深度判断气道阻塞的大概位置，并尽可能吸引分泌物。当分泌物黏稠，不能通过吸痰解除气道阻塞时，若分泌物定位于患者自身大气道内，可立即翻身拍背，物理排痰；若定位于人工气道内，应立即拔除人工气道（前提是窦道已形成），经气管造口处或生理气道通气。不建议经人工气道使用简易呼吸器强行用力挤压，该操作容易将痰栓挤压至远端气道，造成更严重的后果。

3. 气囊破损漏气　一般漏气并不会造成危及生命的突发状况，但会引起呼吸机报警，送气欠稳定，口腔分泌物流入下呼吸道，从而导致呼吸道感染的风险增加。如果听到患者气管内呼气相异常粗糙呼吸音，或观察到呼吸机容量-时间波形中呼吸末潮气量未归零，均提示漏气。排查漏气部位，排除管路连接部位问题后，检查气囊压力，若气囊充气后很快再次出现压力显著降低，则考虑气囊破损，此时应更换气管切开导管。

为了避免后两种情况的发生，一般建议每两至三个月更换气管切开导管；若出现人工气道阻塞或气囊破损，应立即更换。无论出现何种非计划的紧急事件，最重要的是照护者要保持沉着冷静，在维持患者基本通气及生命体征的前提下排查原因，并快速解除。

有些患者及其家属关心，气管切开后的患者是否可被接回家照料，这主要取决于患者的具体病情、恢复情况及家庭护理条件。气管切开后，如果患者病情稳定，没有严重的并发症，如感染、出血等，且能够在稳定的呼吸机治疗下维持良好的呼吸功能，并通过照护者帮助进行基本的日常护理，如吸痰、更换气管导管等，那么回家照料的可能性会增加。家庭环境应保持清洁，避免有刺激性气味或粉尘等污染物，以降低患者呼吸道感染的风险。还需要配备必要的护理设备，如吸痰器、氧气瓶、加湿器等，以确保患者能够得到及时有效的护理。照护者应熟练掌握气管切开后的护理技能，如吸痰等。家庭护理需要较高的专业性和责任心，患者和照护者应做好充分的准备。

没有条件开展家庭有创机械通气的 ALS 患者需长期住院。而对于有条件的家庭，在患者出院前，照护者应接受系统的有创机械通气相关知识的培训，包括气管切开造口护理、换药、吸痰、气道湿化、呼吸机的使用（更换、消毒、湿化加水、参数读取与分析、简单了解在不同情况下如何调整参数），以及简易呼吸器与氧气瓶的使用。

综上所述，有创机械通气的合理应用有助于处于 ALS 病程后期或前期延髓起病的患者延长生存时间及提高生活质量。

王丽平　编写
赵红梅、笪宇威、商慧芳　审阅

第四章　运动神经元病的康复与辅具支持

第一节　康复

随着诊疗技术的不断发展，大家对ALS的治疗也更加重视康复问题。鉴于ALS的特殊性和复杂性，其康复过程更加强调专业性，并应由神经科医生、康复医生、康复治疗师协作进行。同时，康复的重要性、如何进行康复、康复主要解决的问题及其切入点，都是ALS患者和家属需要知晓的。

一、运动神经元病的类型

ALS分为若干类型，其病变部位不同，预后亦不尽相同，从康复的角度理解，即功能障碍及其出现的部位与时间对患者生活的影响程度不同。为了维持功能，在疾病诊疗中，我们应该关注功能障碍，根据不同类型的特点，制订相应的康复计划。

不同类型的运动神经元病可能引起一系列功能障碍。以下列举一些情况。

（1）肢体运动功能障碍：手功能障碍、上肢功能障碍、下肢功能障碍、平衡功能障碍、步态异常。

（2）吞咽功能障碍：吞咽困难、饮水呛咳、进食时间长。

（3）言语功能障碍：构音障碍、反复表达不能说清楚。

（4）呼吸功能障碍：胸闷、气短、活动受限、不能平卧。

（5）神经心理认知功能障碍：焦虑、抑郁、睡眠障碍、认知功能下降。

（6）日常生活活动能力下降：自理、部分依赖、完全依赖。

二、康复评价

康复，应从何处着手？首先，我们必须了解疾病的类型和程度，并分辨出疾病所引起的功能障碍；其次，我们需要明确哪些功能障碍是可以干预的，哪些是不可逆的。鉴于此，在康复之初需要进行多方面的康复评价，且这些评价工作需要由康复专业人员（如康复医生和康复治疗师）来进行（图4-1）。

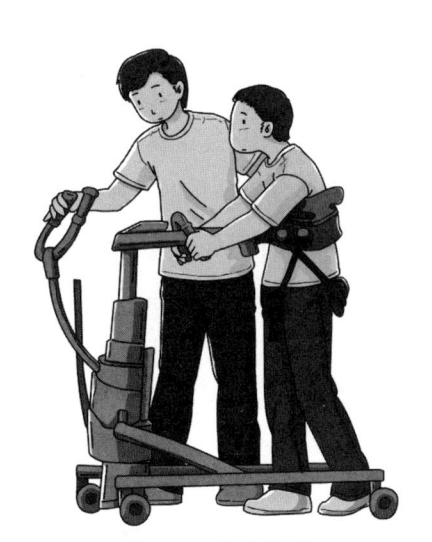

图 4-1　康复评价

康复评价是康复的重要组成部分，并贯穿康复全程。其内容涉及以下几个方面。

（1）疾病类型和程度：通过临床医生的诊疗，确定运动神经元病的类型，了解目前疾病的进展情况。

（2）神经电生理情况：通过肌电图检测判定疾病目前具体累及的范围、神经传导等的具体情况。

（3）功能障碍及其程度：通过神经康复专业人员对患者各种功能障碍的评价，确定功能障碍的程度，明确可干预的功能障碍，以利于采取不同的康复措施。

（4）日常生活活动能力：一般通过观察法和量表，如功能独立性评价（functional independence measure，FIM）和日常生活活动（activities of daily living，ADL）量表，巴塞尔（Barthel）指数，总体分析目前疾病导致的功能障碍对日常生活活动能力的影响。

三、康复措施和手段的选择

ALS 的康复应该基于严格的康复评价，且充分利用康复治疗技术。功能障碍的康复，包括预防性康复、针对性康复（维持功能）及代偿性康复（提高日常生活活动能力）。选择康复训练的模式必须考虑到患者的疾病程度和耐受性，训练模式和强度必须要有利于患者生命的维持和功能障碍的康复及其日常生活活动能力的提高。各项康复训练应在康复医生和治疗师的评估和指导下进行。康复计划应基于个体差异而制订，并应在实施中不断修订。训练应从基础项目开始，循序渐进。有条件的患者可选择正规神经康复机构进行周期性康复治疗。

（一）物理治疗（physical therapy, PT）

ALS 患者常常有肌肉疼痛和僵硬感。物理治疗可以通过特定技术减轻这些不适症状。

1.牵伸训练　牵伸训练主要针对 ALS 患者容易紧张的肌群，如小腿后侧肌群（图 4-2）、大腿后侧肌群（图 4-3）、屈肘肌群（图 4-4）等，其原则是先牵伸远端肌群，再牵伸近端肌群。在牵伸前，可用热水袋或热毛巾热敷被牵伸肌群，达到热身的效果，降低因牵伸而受伤的风险。牵伸宜轻柔缓慢，使患者有牵伸感即可，在末端维持 30 秒左右，不宜使患者产生疼痛。每个肌群牵伸 10~20 次。

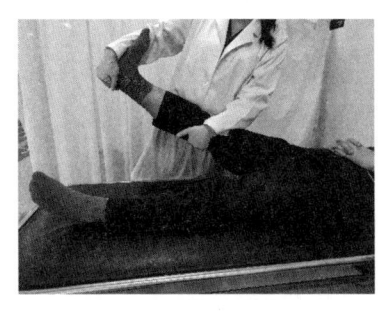

图 4-2　小腿后侧肌群牵伸　　　　图 4-3　大腿后侧肌群牵伸

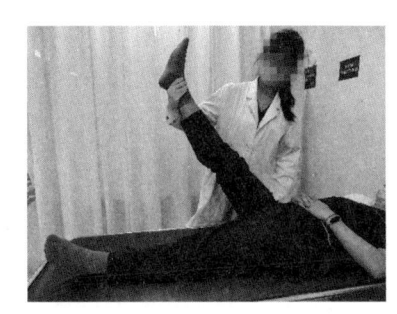

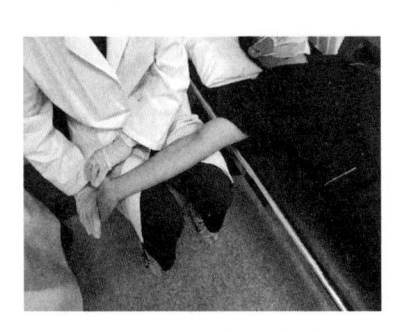

图 4-4　屈肘肌群牵伸

2.关节被动运动训练　牵伸后，再对患者进行关节被动运动训练。运动范围根据牵伸时的角度而定，不宜过大，避免患者出现关节脱位及肌肉拉伤。被动运动的顺序由近及远，上肢运动顺序为肩关节、肘关节、前臂、腕关节、指间关节，下肢运动顺序为髋关节、膝关节、踝关节（图 4-5）。被动运动速度不宜过快，避免引起患者肌肉痉挛。每个关节运动 10~20 次。

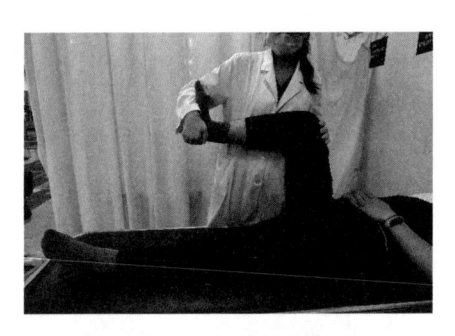

图4-5　下肢关节被动运动

3. 低强度、低频率运动训练　运动训练的前提是患者能主动配合治疗师完成相应的动作。在运动前，治疗师先辅助患者进行肌群牵伸和关节被动运动，在僵硬感减轻一些后再进行主动运动，这样对目标肌肉的调动更加容易。此外，治疗师在发力时，可使患者以腹式呼吸配合，鼻吸口呼，呼气时用力，吸气时放松。患者须注意用力不宜过猛，不宜憋气。若患者肌力较差，无法主动完成抗重力运动，则改为去重力运动，或在家属辅助下的助力运动，家属辅助的具体程度根据患者自身肌力而定。临床常用的下肢动作常在卧位进行，包括直腿抬高（图4-6）、大腿水平外展、大腿后伸、臀桥（图4-7）、踝背伸和踝跖屈（图4-8、图4-9）等；上肢动作可在卧位或坐位进行，包括肩前屈（图4-10）、肩外展、伸肘、伸腕等。除上述力量训练外，低强度的有氧训练，如步行、蹬固定自行车、练八段锦、打太极拳（图4-11）等活动，可帮助患者改善心血管功能，提高肌肉效率。训练强度不宜过高，单次训练时间不宜过长，训练可在患者精神状态好的时间段进行。训练中、训练后30分钟及训练后24~48小时，若患者未出现明显疲惫感，则为适合的运动强度。患者若出现过度的肌肉酸痛、肢体沉重感及长时间的气短，则需要暂停训练，待恢复后再以更低的强度和频率进行训练。

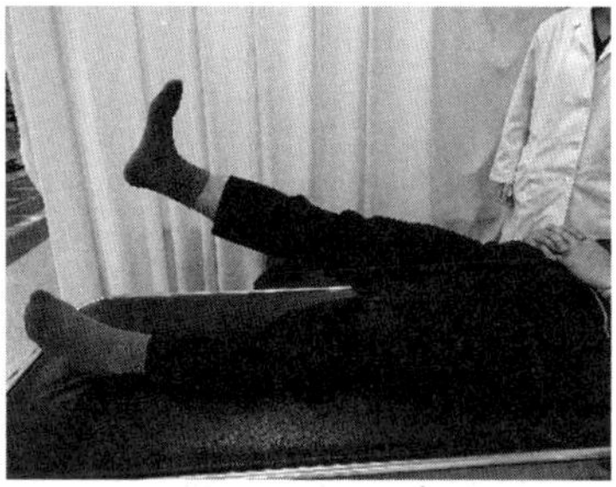

图 4-6　直腿抬高 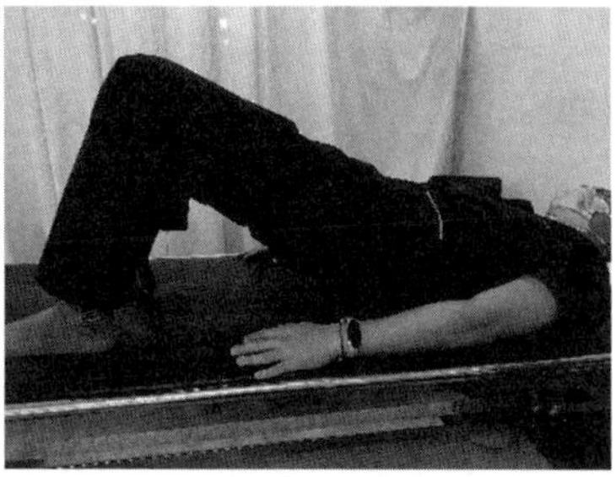　　　　　　图 4-7　臀桥

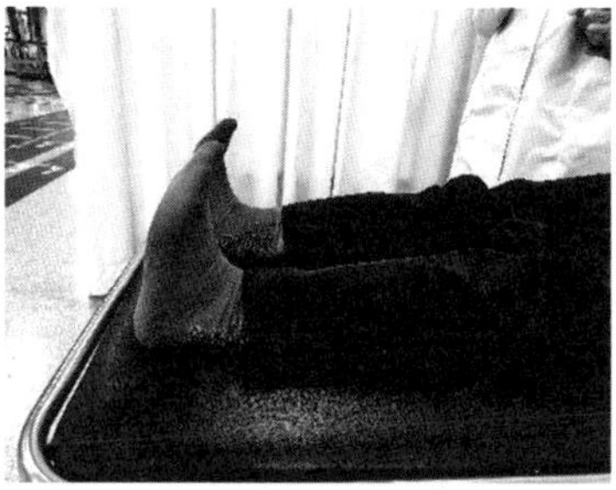

图 4-8　踝背伸 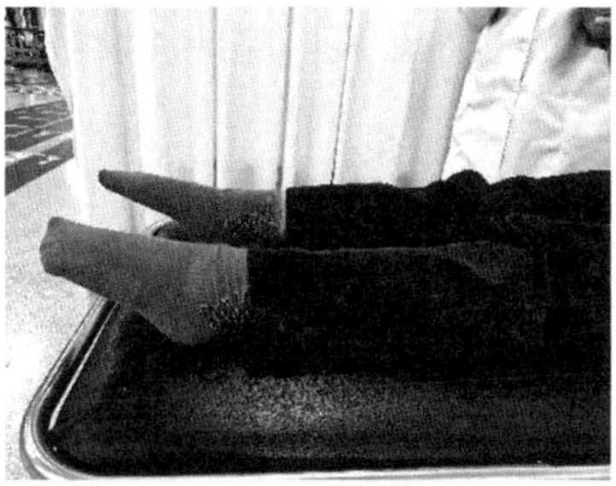　　　　　　　图 4-9　踝跖屈

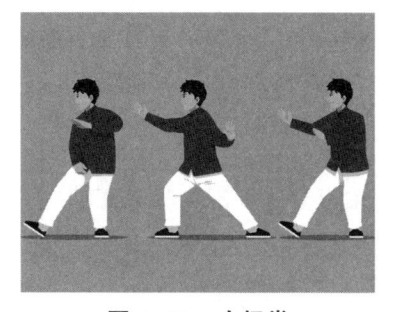

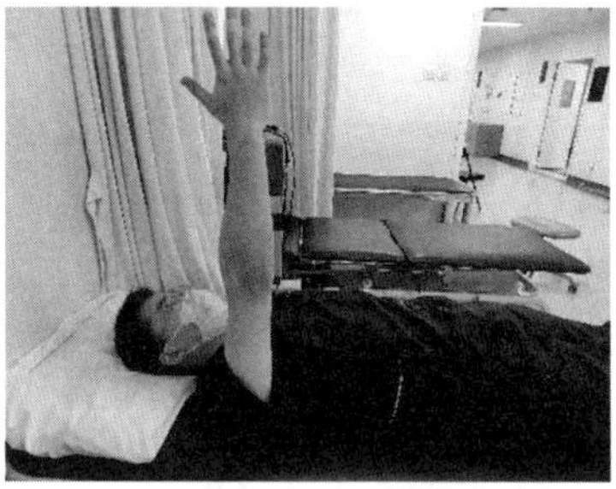

图 4-10　肩前屈　　　　　　　图 4-11　太极拳

4. 物理因子技术　根据患者的具体情况，治疗师会使用热敷或冷敷来舒缓局部疼痛。热敷可以促进血液循环和肌肉放松，而冷敷则可以减轻关节周围炎症和肿胀。须注意，患者可能存在感觉障碍，对温度的感知不敏感，皮肤也较为脆弱。因此，治疗师应先用自身皮肤感知热敷或冷敷使用水袋的温度是否适宜，避免出现烫伤或冻伤。低频脉冲电治疗、蜡疗、冲击波等方式可降低肌张力，缓解痉挛。研究发现，无创脑刺激技术，如重复经颅磁刺

激、经颅直流电刺激等，可以调节大脑皮层兴奋性，在改善肢体痉挛、平衡及步态和延缓疾病进展方面可能有效。

5. 平衡训练　运动功能较好、尚能步行的患者需要额外进行平衡功能训练，以确保步行的稳定性和安全性。在进行平衡训练时，患者须穿着舒适的防滑鞋，双手扶着固定物，在治疗师的监督下进行训练，最好备一面穿衣镜，患者可以通过镜像判断自己的身体是否居中。患者双脚分开与肩同宽，使重心尽量位于双脚之间，可以通过闭眼、缩短双脚间的距离、在脚下放置软垫等方法增加难度。此外，治疗师应时刻注意患者情况，谨防其跌倒。无法独立站立的患者可在治疗师的帮助下使用站立架（图4-12）辅助站立，有利于预防关节挛缩、骨质疏松、压疮等ALS常见并发症。若患者在站立后出现头晕、黑蒙、晕厥等脑供血不足的表现，可能为体位性低血压，治疗师须立即扶患者坐下休息。无法使用站立架的患者可从坐位平衡训练开始逐步训练，以提高躯干肌群肌力及协调性。在训练坐位平衡时，椅子高度约与患者膝关节一致或略低，确保患者坐在椅子上时，全脚掌均能接触地面。训练开始时，治疗师应在患者身旁保护，逐步协助患者过渡到无保护独立坐位。之后患者可以采用拾取身体周围物品或在独立坐位完成一些简单、不耗费体力的日常生活活动等方式进行训练，如梳头、操作电动轮椅、看电视等，直到可以独立完成身体重心转移、躯干屈曲、伸展、左右倾斜及旋转运动。

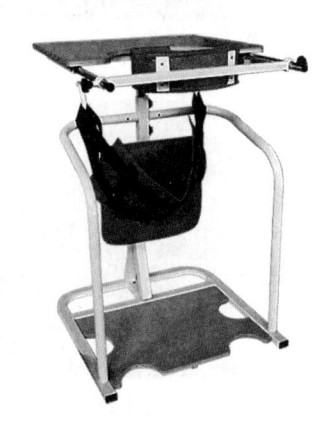

图4-12　站立架

（二）作业治疗（occupational therapy，OT）

作业治疗的目的是使患者能够参与他们想要做、需要做及被期望做的活动。对ALS患者来说，作业治疗可以从体位摆放、矫形器与辅具的适配、家居环境改造及能量节省技术四个方面介入。下文主要介绍后三个方面。

1. 矫形器与辅具的适配

（1）矫形器的适配：ALS 患者使用矫形器的主要目的是帮助关节保持在功能位，防止出现关节挛缩、肌肉痉挛，影响功能。穿戴矫形器时须注意以下几点。①矫形器松紧适宜，固定带与皮肤之间留有两至三指间隔。②使用柔软的衬垫置于骨突等易受压部位。③在正式使用前，至少穿戴 15 分钟，观察有无压痕，若有压痕，须及时调整。④每日取下矫形器两至三次，对关节进行全范围被动运动，并让患者尽可能主动使用该关节及周围肌肉。常用的上肢矫形器及下肢矫形器如图 4-13、图 4-14 所示。

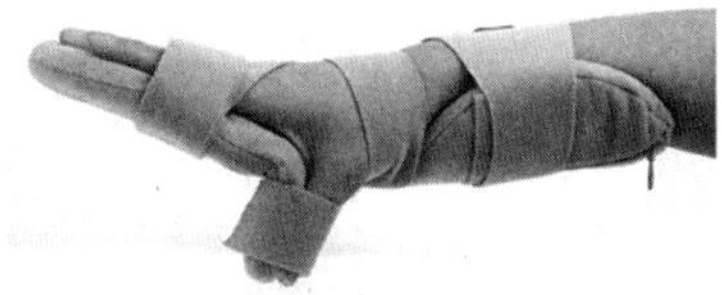

图 4-13　上肢矫形器　　　　　　图 4-14　下肢矫形器

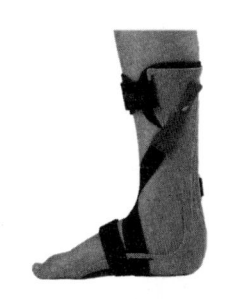

（2）辅具的适配：辅具是作业治疗的重要手段之一。尤其对于不可逆的功能障碍，应用辅具可提高患者日常生活活动能力、行动能力，促进患者参与和重返社会，提高生活质量。

单侧上肢力量较差的患者可使用长柄刷或洗澡手套辅助洗澡。手部无法完成抓握动作的患者可使用万能袖套，搭配牙刷、梳子、勺子等（图 4-15），完成进食和自我清洁的部分动作；使用取物器拾取掉落在地面上的杂物（图 4-16）；使用双握把吸管杯（图 4-17）完成自主饮水；使用加粗防滑笔或免握笔完成握笔书写；使用敲键棒完成电脑打字。仅头部或眼部可自主活动的 ALS 患者可通过移动头部或转动眼球控制电脑鼠标及软键盘来操作电脑。

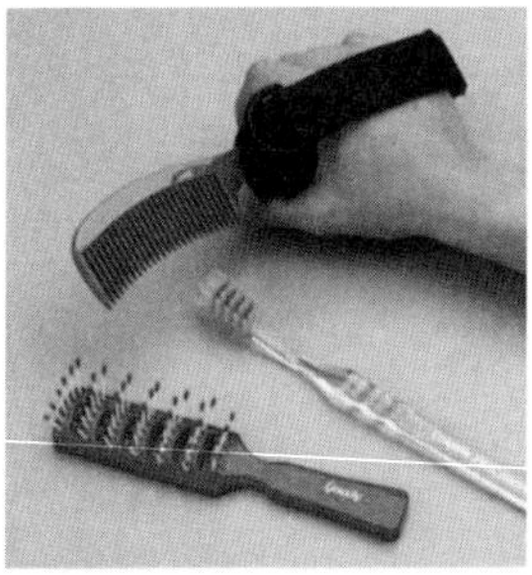

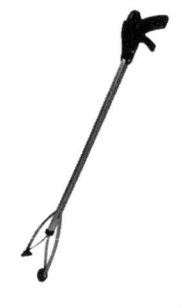

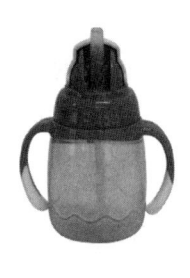

图 4-15 万能袖套　　图 4-16 取物器　　图 4-17 双握把吸管杯

助行器（图 4-18）是帮助 ALS 患者减轻下肢负荷、保持平衡及改善站立与行走姿势的重要辅具，包括大而稳定的助行架、小而不稳定的手杖、手动轮椅及电动轮椅等。作业治疗师会根据 ALS 患者的年龄、体型、躯体功能、生活方式等选择适合患者的助行器。

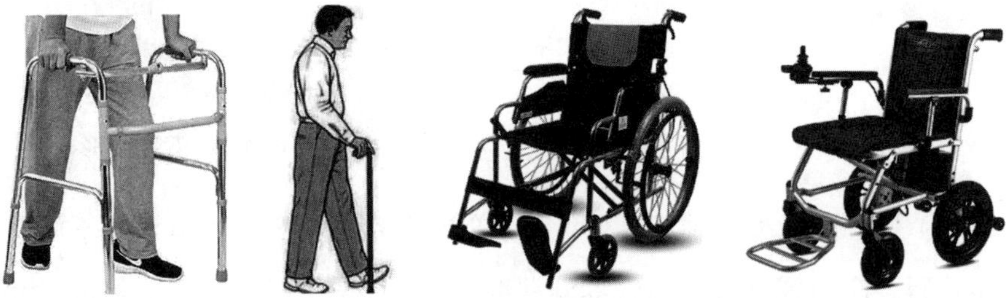

图 4-18　各种助行器

2. 家居环境改造　大部分 ALS 患者的下肢运动功能存在障碍，故家中地面应平整，地面应保持整洁，不应放置地毯，以防跌倒。卫生间马桶两侧须安装扶手，扶手间距为 80 cm 左右，带有清洁功能的智能马桶便于患者独立完成会阴部的清洁。浴室地面须铺有防滑砖或防滑垫，患者沐浴时坐在有扶手及靠背的淋浴凳上（图 4-19），降低跌倒风险。若患者需要借助轮椅完成移动，过道净宽度应不少于 120 cm，轮椅进入的房间应至少有 150 cm × 150 cm 的空间供轮椅做各个方向的转动，桌子的高度在保证可供轮椅进入的前提下不能高于 80 cm。

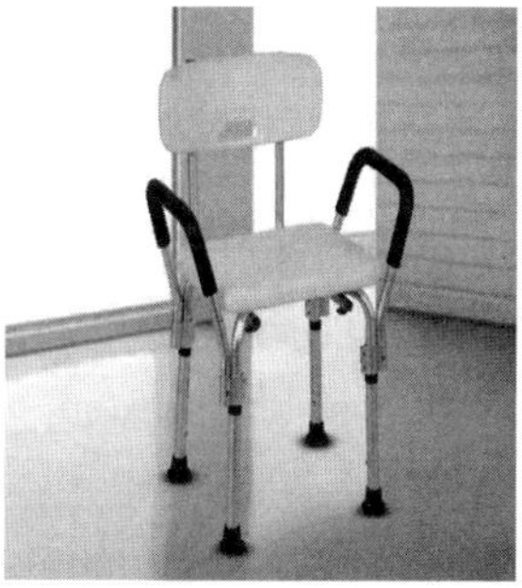

图 4-19　带有扶手及靠背的淋浴凳

3. 能量节省技术　疲劳是患者的一种主观体验，其特征是能量水平降低，需要更多的能量来完成活动，且完成活动后休息时间延长。疲劳会影响患者的生活自理能力和角色胜任能力，是患者生活质量降低的主要因素之一。能量节省技术有五"必"法则（5Ps），即优化活动（prioritizing）、制订计划（planning）、把握节奏（pacing）、合理姿势（posture）及积极态度（positive attitude）。患者可将每天需要完成的活动与所需能量的多少一一对应，如玩手机－低耗能、用餐－中耗能、沐浴－高耗能，再将高耗能的活动穿插在低耗能的活动之间，做到劳逸结合。对于一些高耗能的活动，如搬快递，患者可在用力时配合呼吸，从而降低活动耗能。

（三）吞咽治疗（swallow therapy, ST）

吞咽治疗主要是采用康复治疗方法针对吞咽功能进行治疗，也包括适当的饮食干预和心理指导。部分运动神经元病患者随着病情的发展会出现吞咽困难，这是由口咽部肌肉无力、萎缩或痉挛造成的。这种症状不仅影响患者的营养摄入和生活质量，还可能导致误吸、肺炎等并发症。疾病引起的营养不良、体重下降等问题又会进一步削弱患者的免疫力和身体功能，升高并发症的风险，对患者的健康造成严重威胁。长期面对吞咽困难，患者容易产生抑郁、焦虑等心理问题。这不仅影响患者的生活质量，还可能加重其病情，形成恶性循环，我们需要及时对患者进行心理疏导和支持。因此，对运动神经元病患者吞咽困难的早期识别和治疗至关重要。

吞咽困难是指患者吞咽过程受损，导致其不能安全有效地把食物由口腔送到胃内以取得足够营养和水分的进食困难状态。吞咽困难可以由多种因素引起，包括神经系统疾病、肌肉功能障碍等。吞咽困难的评估通常包括临床观察、影像学检查等。这些方法有助于医生了解患者的吞咽功能状态，为制订个性化康复方案提供依据。

1. 吞咽困难评估

（1）问卷调查：了解患者是否存在吞咽困难，识别出吞咽困难的高危人群，并确定是否需要进一步诊断性筛查。问卷调查包括以下四种方式。①自我筛查量表不仅针对住院患者，也可在家中、社会生活中使用，帮助患者和家属发现患者存在吞咽困难的可能性。②吞咽困难筛查项目是一种快速、安全且有效的检查方法，许多疾病可以引起吞咽困难，症状包括咳嗽、吞咽时清嗓动作、进餐时唾液分泌增加、口咽部清除力弱、反复吞咽。欧美发达国家患者入院后 24 小时内，由护士完成此项筛查工作，10 个筛查项目须在 15 分钟内完成。若未完成筛查，应尽量避免患者经口进食。③进食评估调查工具有助于识别误吸的征兆和隐性误吸及异常吞咽的指征，可与饮水试验合用，如果每项评分超过 3 分，则说明患者可能存在吞咽的效率和安全方面的问题。④吞咽功能性交流测试评分（functional communication measure swallowing，FCM）可反映经口进食和鼻饲管进食之间的变化。

（2）饮水试验：饮水试验是一种简便易行、快速有效的评估吞咽功能困难的方法。医生通过观察患者饮水过程中的表现，可以初步判断其吞咽功能是否正常。饮水试验通常包括以下几个步骤：让患者坐直或半卧，给予一定量的水（通常是 30 mL），观察患者在饮水过程中的喉部运动、咳嗽反射及是否有呛咳等情况。饮水试验可以将患者的吞咽功能分为正常、轻度异常和重度异常三个等级，为后续的治疗和康复提供依据。

（3）吞咽造影检查：在 X 线下，针对口、咽、喉、食管的吞咽运动进行特殊造影（图 4-20），是一种常用的评估吞咽困难的影像学检查方法。实时观察患者在吞咽过程中食管和咽喉部的运动情况，能够准确发现吞咽异常的位置和程度。

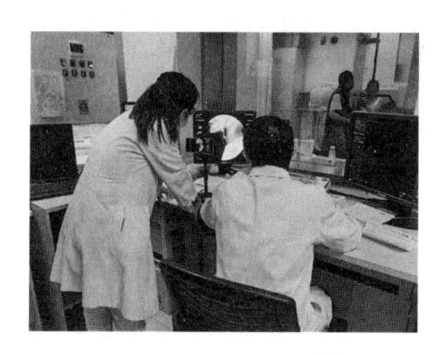

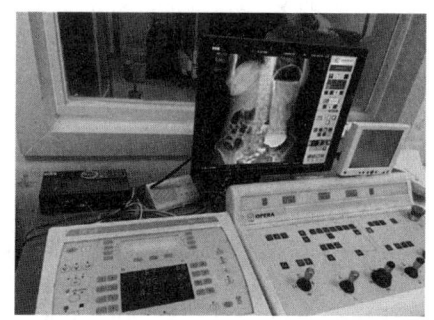

图 4-20　吞咽造影检查

（4）吞咽喉镜检查：吞咽喉镜检查利用柔软的光纤设备直接观察咽喉及食管内部结构，可以详细评估患者吞咽时喉部肌肉的协调性及食管的开放程度，为制订适合的康复计划提供依据（图 4-21）。

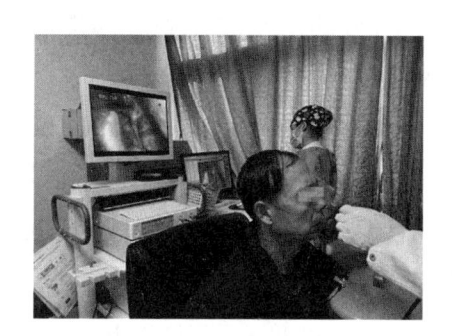

图 4-21　吞咽喉镜检查

此外，吞咽困难评估还有心理影响评估、营养状态评估、社会支持系统评估等。①心理影响评估。运动神经元病患者在面对吞咽困难时，常常伴随着焦虑、抑郁等心理问题。这些心理状态不仅影响患者的日常生活质量，还会对康复治疗的效果产生重要影响。因此，心理影响评估对于制订个性化的康复计划至关重要。②营养状态评估。由于吞咽困难，运动神经元病患者可能出现营养不良或体重下降的情况。评估患者的营养状态，可以了解其能量和营养素的摄入情况，为制订合理的饮食方案提供依据，从而改善患者的整体健康状况。③社会支持系统评估。社会支持系统包括家庭成员、朋友及专业医疗团队的支持。一个良好的社会支持系统能为患者提供情感上的慰藉和实际的帮助，有助于提高患者的生活质量和康复效果。评估社会支持系统的有效性，对于优化康复环境和提升患者满意度具有重要意义。

2. 吞咽困难康复管理策略

（1）食物选择与饮食调整：①食物质地的选择。对于运动神经元病患者，吞咽困难是一大挑战。因此，选择适当的食物质地至关重要，如软食、糊状或液态食物，这些食物可以降低误吸的风险，确保患者能够安全进食。②进食方式的调整。除了选择食物质地，我们也要对进食方式做出相应调整。例如，使用增稠剂改变饮料的黏度，使用特制的餐具帮助患者更方便地取食，这些都是提高患者吞咽安全性和效率的有效方法。③营养均衡的重要性。在调整患者的饮食时，必须确保营养的全面性和均衡性。配以合理的蛋白质、碳水化合物和脂肪的比例，以及补充必要的维生素和矿物质，可支持患者的身体健康和康复进程。

（2）吞咽训练：吞咽训练是针对运动神经元病患者的基础康复措施，包括口腔与面部功能的运动训练、感觉促进训练和电刺激等（图4-22）。①运动功能训练通过简单的舌头和喉部运动练习，增强口腔与咽喉肌肉的力量和协调性，为后续复杂康复训练打下坚实基础。②感觉促进训练旨在通过触觉、温度觉或味觉刺激，提高患者在吞咽过程中的感觉意识，从而改善吞咽反射的敏感性和准确性，有效降低误吸风险。③电刺激利用微弱电流刺激咽喉部肌肉，模拟吞咽动作的神经信号，以此加强肌肉收缩能力，提高吞咽效率，是运动神经元病吞咽康复中的重要辅助手段。

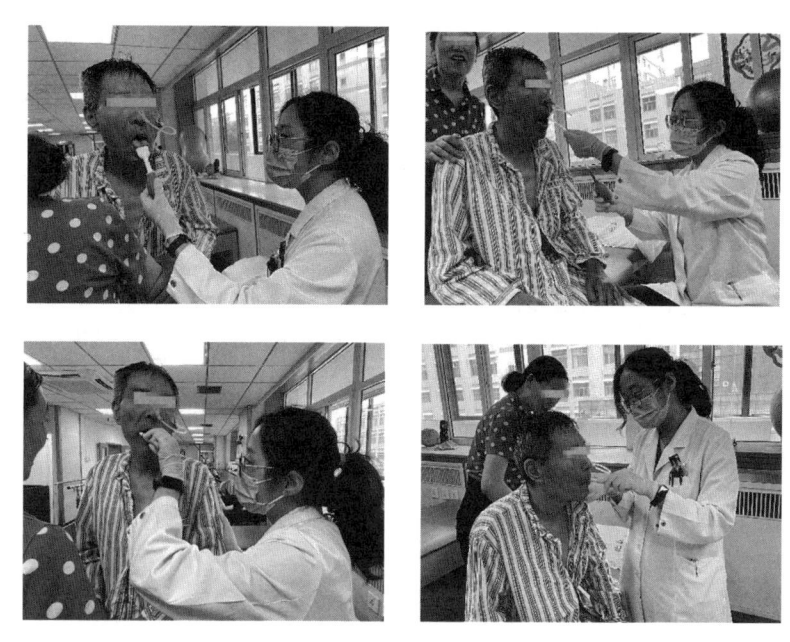

图 4-22　各种吞咽训练技术

（3）营养支持与护理措施：针对运动神经元病患者，在吞咽困难的情况下，通过外部营养支持来维持身体功能和能量供应至关重要。合理的营养补充不仅能够改善患者的营养状态，还能提高其生活质量。为了应对吞咽困难，患者需要根据医生的建议进行特殊饮食调整。这包括选择易于吞咽的食物、改变食物的质地和温度，以及采用特定的进食方式，以降低误吸风险。护理人员需要接受专业的培训，掌握正确的喂食技巧和紧急处理措施。有效的护理可以显著降低患者发生窒息的风险，确保他们在康复过程中的安全。

（4）吞咽困难的其他治疗方法：①神经肌肉电刺激治疗。对吞咽困难患者的特定肌群施加电刺激，旨在增强肌肉力量和协调性，改善吞咽功能。此方法利用电流直接作用于目标肌肉，促进神经再生与修复过程，为患者带来吞咽能力的显著提升。②生物反馈训练。利用生物反馈技术，让患者实时观察自己吞咽的生理信号变化，如肌电图或压力波形。这种方法帮助患者意识到吞咽过程中的问题所在，并通过自我调节来改善吞咽技巧，提高康复效果。③虚拟现实吞咽训练。结合虚拟现实技术创造模拟的进食环境，让患者在安全无风险的条件下进行吞咽练习。虚拟现实技术能够提供视觉、听觉乃至触觉上的模拟体验，有效增强患者的吞咽反应和协调能力，加速康复进程。

康复护理在运动神经元病吞咽困难的恢复中扮演着至关重要的角色，它通过专业的评估和个性化的护理计划，有效改善患者的吞咽功能，减少并发症，提高生活质量。在康复护理过程中，对患者预后效果的持续监测是不可或缺的环节，定期的功能评估和病情跟踪可以帮助我们及时调整治疗方案，确保康复效果的最大化。

3. 患者与家庭注意事项

（1）日常护理要点：①合理搭配膳食。对运动神经元病患者而言，合理搭配膳食至关重要。应选择易于吞咽和消化的食物，如糊状或流质食物，确保营养均衡，同时避免由食物质地造成的窒息风险。②定期进行口腔护理。对运动神经元病患者而言，定期进行口腔护理是日常护理的关键一环。保持口腔清洁可以防止感染，降低并发症的风险，提高生活质量。③监测体重变化。监测体重变化对于评估运动神经元病患者的健康状况至关重要。体重的异常增减可能预示着营养状况的变化，需要及时调整饮食计划或寻求医疗帮助。

（2）误吸预防措施：①调整饮食质地。吞咽困难患者应优先选择易于咽下的食物，如糊状或流质食物，避免干硬、黏稠或颗粒感强的食品。调整食物的质地可以有效降低误吸的风险，保障患者的安全。②优化进食姿势。采取半坐或端坐的姿势进食，有助于患者利用重力帮助食物顺利通过咽喉部。正确的进食姿势能显著降低误吸的可能性，是吞咽康复的重要环节之一。③确保专注进食环境。在安静无干扰的环境中进食，可以让患者更好地集中注意力于咀嚼和吞咽过程，避免因分心而发生误吸。同时，保持环境的整洁也有助于提高进食的安全性。

（3）家庭成员支持技巧：①理解患者情绪。鼓励患者参与家庭活动和社会交往，即使他们可能因疾病而感到疲惫或不愿外出。创造包容和支持的环境，可以帮助患者维持社会联系，增强生活的乐趣和意义。②提供日常生活支持。家庭成员应学会倾听和观察，了解患者在疾病面前可能出现的焦虑、恐惧或抑郁等情绪。通过耐心交流和积极鼓励，帮助患者建立面对疾病的信心，共同寻找康复之路。③促进社交互动。运动神经元病影响患者的肌肉功能，包括吞咽能力。家庭成员须学习如何调整饮食结构，准备易于吞咽的食物，并协助患者进食，确保营养摄入，同时降低窒息风险。

（四）言语治疗（speech therapy, ST）

言语障碍既可以是 ALS 患者的首发症状，也可见于肢体无力逐渐加重后波及咽喉部肌肉，出现构音障碍，伴或不伴有吞咽困难。患者身体的所有肌肉会逐渐地无力与萎缩，最后会影响到呼吸肌群。不同阶段患者的言语障碍程度也不一样。在初中期，患者可能只是说话动作较为缓慢吃力，可能略带鼻音，但在晚期时通常有严重的构音障碍，无法交流和沟通。

言语治疗是由言语治疗专业人员对各类言语障碍进行的治疗，其中包括构音障碍等问题。针对不同阶段的 ALS 患者，言语治疗的方式也有所不同。

1. 第一阶段　患者出现察觉不出来的言语障碍。患者和家属可以了解与 ALS 相关的沟通缺失概要说明。晚期患者需要使用增强交替交流促进疗法（augmentative and alternative communication system，AAC）的可能性很大，故患者在发病初期就可以开始学习此方法的系统基本原则。

2. 第二阶段　患者可能开始发现自己言语上会出现一些偏差，但在这个阶段仍保留很高的清晰度。在此阶段，建议患者及其家属把言语清晰度发挥至最大。可以避免在人群嘈杂的环境中交流，或者在每次话题开始之前提前了解话题的转变状况。患者在此阶段可以利用扬声器来加强团体交谈时的发言效果。

3. 第三阶段 患者出现言语清晰度下降。当病情发展到此阶段时，患者会发现言语清晰度受到很明显的影响。在此阶段，采用言语治疗的方法有助于患者的言语清晰度暂时获得改善或得以维持。

（1）呼吸方面：患者通常可出现肺活量减少。说话音量小、说话易疲惫的患者可进行呼吸训练，其目的在于增加肺活量。身体姿势的调整可增加说话时的呼吸支持。进行呼吸练习时，患者采用坐位，尽量坐直，头部保持直立。吸气时，患者可稍稍提高肩膀位置，或者将双手臂抬高，以增加肺活量。

腹式呼吸法训练可以促进患者对呼吸动作的主动控制。训练步骤如下：先深吸气三秒，接着屏住呼吸一秒钟，再用口缓缓吐气，维持六秒钟以上。患者在呼气时须注意收缩腹部肌肉，以延长呼气时间，可以将手放置于腹部，在呼气时感受腹部肌肉的收缩，做自我回馈。之后再进行阶段性的腹式呼吸训练，缩短吸气时间，延长呼气时间，训练的目标是吸气时间缩短（快速），呼气时间延长（慢）。

吹气活动也可以增加患者的呼气能力，以提升对呼气动作在气流量和时间上的主动控制。吹气活动形式繁多，可以吹气的方式移动较轻的物品，如羽毛、碎纸屑等。可制订不同的标准，如吹起碎纸屑并保持六秒钟，这是说话需要的基本呼吸控制能力。

（2）发声方面：患者可能有声带移动缓慢或不能动、气流增加的情况，通常极易疲惫，缺乏耐力。由于喉部或呼吸肌的无力，许多患者有嗓音音量和音质不佳的问题。此时，强化声带闭合功能的发声训练可维持患者声带的质量，避免声带继续萎缩。在此阶段，患者需要用力并大声地发声。呼吸结合发声练习是常见的训练。在练习时，呼吸与发声需要协调配合，患者使用腹式呼吸法，努力吸气后，在用口吐气的同时用力发出 [a] 音，尽量维持五秒钟或更久。

对于呼吸支持不足的患者，可进行推撑发声训练。推撑发声的方式是先吸气，然后在用力呼气时手前伸，用力推一物，同时尝试发出声音，例如，

可用力发出 [a] 或 [ka] 音。向前推的物品可以是家人的手掌、前方的桌子、墙壁等。推撑发声可以强化呼气肌群的运动，并促进发声时的声带闭合。此外，针对日常沟通时音量过小的问题，可以考虑使用扩音器将患者音量放大。

（3）共鸣方面：软腭动作减少、后咽壁动作减少、鼻气流量增加，导致 ALS 患者常常会有鼻音过重的情况，这是其典型的言语特征。鼻音过重的患者在发声时，应张大嘴巴大声发声，甚至可以过度张开下颌以增加口腔共鸣。在进行共鸣训练时，患者可以做简单的吹气运动或鼓腮训练，以促进腭咽闭合运动。做这些动作都需要软腭上抬，之后需要及时将软腭动作转移到发声和说话。另外，患者通过自我监控、自我回馈的方式也可以适当减少鼻腔共鸣，如训练自己的听觉，观察自我鼻音过重的情况，学会自我监控。

患者可以使用吞咽、呼气后憋气或打哈欠等动作感受自己口腔后上方的软腭用力上抬的感觉，并结合推撑发声训练练习发声，重点在于加强软腭用力功能，促进腭咽闭合，以减少鼻腔共鸣，增加口腔共鸣。训练的重点在于发声时及时调整共鸣腔的出气量，尽量减少鼻腔出气量，增加口腔呼气量。例如，用口部扩大式过度构音的方式，可以减少鼻音过重的情形。训练时，患者可以先使用非鼻音的元音发声，如 [a]，之后再带入非鼻音词语（如爸爸、爬坡等）和非鼻音句子（如爸爸背背包、爸爸抱宝宝），最后再加入具有鼻音的词语或句子。

（4）构音方面：患者发音不准，出现语音扭曲或替代的情形，这些情形都会影响其语音清晰度。在强化构音功能方面，采用夸大的构音动作，并放慢语速，可以有效地提升语音清晰度。此外，还可以运用一些口部活动，改善构音时双唇、舌头、下巴等的肌力和动作速度，以增加口部构音器官肌肉运动的强度、力量、动作速度与灵活度，并将这些训练效果泛化至构音言语行为中。下面是一些简单的口部运动活动。

・下巴开、合，向左右移动或前后移动，或者提供一个反向的阻力以阻止下巴开合。适当提供阻力可增强肌力。

・双唇可展唇、缩唇、用力紧闭。

・舌头可以伸出、回缩、舔上唇、向左右嘴角移动、在口腔内绕圈、舌根抬起、卷舌等。除此之外，还可以进行一些抗阻运动，如阻止舌头向外的推力、抵挡舌头侧弯的阻力、颊内推力、推上牙龈等，居家训练时可以利用勺子来进行这些抗阻运动。

另外，患者也可以使用口腔感觉刺激训练，如用棉花棒轻触舌面、上颚、唇部。由于下运动神经元的病变往往导致患者肢体感觉敏感度降低，若长期失去口部感觉回馈将降低构音准度。使用口腔感觉刺激训练及口部动作感知训练，可以提高构音动作的本体感觉回馈。

（5）调律方面：患者在说话时易出现语调缺乏顿挫，或语音音量过小，语句因换气而中断频繁，句子呈片段状不连贯。对听者而言，过于破碎的言语可能造成理解上的困难，语速过慢也会造成沟通效果不佳，影响自然度。

在介入调律方面，需要注意抑扬顿挫的语调形式，陈述句和疑问句可分别练习。在训练的理想阶段，患者可以朗诵整篇短文，练习的重点在于呼吸的调整与换气。此外，还可以使用简单的歌曲，练习换气和音调的变化。在训练或日常交谈过程中，患者可使用录音机录下交流时的言语，以方便自我评估，促进对自我言语调律的自我察觉与监控。

4. 第四阶段　ALS 患者已在较高程度上依赖 AAC 以补充其剩余的清晰言语。在此阶段，家属和治疗师需要评估该系统能否最大限度地匹配患者尚存的运动能力，以最大限度地使用它来达到沟通的目的。同时，言语治疗师也要训练患者家属，以帮助患者最有效地与外界沟通。

5. 最后阶段　在此阶段，患者几乎丧失了所有的言语清晰度，唯有依靠 AAC 来对外界表达需求。除了采用复杂的电子器材之外，也可以使用一些低科技的扩大性辅助方法来帮助患者表达，包括简单的"是/否"问题沟通，用眼指示的技巧，以及眨眼的方式。

（五）呼吸训练（respitany therapy, RT）

呼吸治疗师可采用各种训练模式以改善患者呼吸功能，其中，也涉及各种训练辅助设施的应用（详见呼吸康复章节）。

第二节　辅助器具支持

在 ALS 患者的康复中很重要的一部分就是辅助器具（简称"辅具"）支持。辅具的使用应该贯穿患者的整个病程，根据患者的病情、运动功能的评价结果和生活需求，选择相应的辅具，并根据上述情况的变化对辅具的类型、尺寸等进行调整，从而使 ALS 患者可以最大限度地自理，且保证日常生活的安全性，控制症状。更重要的是，辅具的使用可以提高患者的生活质量。

一、运动神经元病患者使用辅具一览表

1. 助行辅具　助行辅具的类型和用途见表 4-1、表 4-2。

表 4-1　助行器的类型和用途

类型	用途
手杖	患者必须有足够的上半身和手臂力量才能安全地使用手杖。手杖通常用于受疾病影响的另一侧下肢，可以在楼梯上使用。患者可能需要一步一阶地上下楼梯。在走平地和上楼梯时，患者应先使用更有力量的肢体；当下楼梯时，应先使用力量弱的一侧肢体（"向上用好，向下用坏"）
拐杖	因为它们较重，所以在 ALS 患者中使用较少。它们的使用需要患者有足够的手臂和躯干力量并且能维持平衡
助行架	标准助行架很少用于 ALS 患者，因为它们没有轮子，并且必须抬起再放下以向前推进，这会导致患者疲劳。轮式助行架不需要被抬起，因而在 ALS 患者中是首选的，只要患者可以安全地操纵它们。四轮助行架应配备制动器以确保安全。这类助行器可有一个额外的附加座位，在患者疲劳时可以使用。如果患者由于手部无力而无法使用握把制动器，可以使用后面有脚轮的双轮助行架

表 4-2　轮椅的类型和用途

类型	用途
手动轮椅	手动轮椅应为轻型或超轻型。随着疾病的进展，患者很难推动轮椅，可考虑租用或借用手动轮椅而不是购买轮椅。可拆卸的轮子使轮椅在小型车辆中的运输更加容易
运输轮椅	运输轮椅轻便且价格低廉，但必须由照护者推动轮椅。它们可以折叠并装入汽车的后备箱。许多家庭会租借或购买一个，作为旅行的备用椅子
电动轮椅	电动轮椅不适合标准车运输（需要改装面包车），需要通过斜坡才能进入住宅。电动轮椅可以配备通风设备及增强交替交流的设备。倾斜空间控制用于减轻压力和疼痛。多种驱动控制可使具有不同程度力弱的患者控制电动轮椅（如操纵杆、头架、眼动操控等）

2. 转运辅具 转运辅具的类型和用途见表 4-3。

表 4-3 转运辅具的类型和用途

类型	用途
牢固的垫子（5~8 cm 厚）	坐下时使臀部高于膝盖，便于辅助患者从坐到站的转移
旋转坐垫	轻便，可以双向旋转（用于患者乘坐车辆）
电动升降垫	有助于患者站立，需要良好的躯干控制能力和平衡能力
电动升降躺椅	电动控制辅助患者上升或站立，可安装在汽车上
滑板	协助患者低水平转移；如果患者具有良好的上肢力量和坐姿平衡能力，可单独使用，或在照护者的帮助下使用
安全带	为患者提供安全的转移和行走辅助；腰带置于患者腰部和臀部周围，防止牵引肩部；还可以减轻照护者的负担，避免患者出现潜在的肌肉骨骼劳损。通常首选带把手的安全带
协助床上移动的工具	便于患者在床上调整位置和上下床（如脚凳、床杖等）

3. 卧具 卧具的类型和用途见表 4-4。

表 4-4 卧具的类型和用途

类型	用途
护理床	可以调整床整体高度及患者头部和膝部的高度
防压疮气垫床	定期对两组气囊轮流充气和放气，从而使卧床患者身体与床接触的部位不断变化；具有按摩、促进血液循环、防止肌肉萎缩的作用
一次性护理床单	无须清洗
护理单	记录各项护理内容及完成次数
翻身垫	协助患者翻身
耳部垫圈	将患者耳朵放置于圈内，保证耳朵不会受头部重力压迫

4.沟通辅具　沟通辅具的类型和用途见表4-5。

表4-5　沟通辅具的类型和用途

类型	用途
呼叫器	便于患者呼叫照护者
拼音板	通过眼球运动操控拼音板拼写文字
眼控仪	通过眼球运动操控电脑等电子设备
脑机接口	捕捉和解读大脑信号，将其转化为可操作的指令，控制外部设备

5.日常生活辅具　日常生活辅具的类型和举例见表4-6。

表4-6　日常生活辅具的类型和举例

类型	举例
食物处理及喂食辅具	大型餐具，摇杆刀，砧板，可弯曲的餐具，用于固定餐具的通用袖套，轻便的饮水杯，吸管架，长吸管，防滑垫，移动手臂支撑器（用于支撑手臂和辅助自行进食的装置）
穿衣辅具	纽扣钩，拉链拉片，尼龙魔术贴，穿脱袜子辅具，弹性鞋带，长柄鞋拔
美容与个人卫生辅具	带式发梳，长柄梳子，浴室用具配套的圆柱形泡沫手柄以方便抓握，轻便的电动剃须刀和牙刷，牙线棒，长柄海绵
阅读与写作辅具	书架，手动或自动翻页设备，笔筒，铅笔套，书写夹板，磁性写字板

6.呼吸辅具及耗材　呼吸辅具及耗材的类型和举例见表4-7。

表4-7　呼吸辅具及耗材的类型和举例

类型	举例/用途
呼吸/咳痰训练器	辅助呼吸肌肌力弱的患者训练呼吸及咳痰动作
无创呼吸机及耗材	面罩、管路、过滤棉（具体应用见第三章）
有创呼吸机及耗材	气管导管、管路、过滤棉（具体应用见第三章）

续表

类型	举例/用途
排痰设备及耗材	咳痰机、咳痰背心、吸痰器、吸痰管、口腔导管、雾化器、叩背杯
吸唾器	吸取患者口腔内的大量唾液
制氧机及耗材	为患者提供稳定的氧气
呼吸机消毒设备	消毒宝等

7.矫形器　矫形器的类型和用途见表 4-8、表 4-9。

表 4-8　踝-足矫形器的类型和用途

类型	用途
踝-足矫形器	轻中度足下垂
碳纤维横向或后侧背伸支架	中度足下垂，还可辅助膝关节的控制
地面反射型踝-足矫形器	伴有股四头肌肌力弱的轻中度足下垂
铰链踝-足矫形器	伴或不伴有痉挛的中度足下垂

表 4-9　手矫形器（夹板）的类型和用途

类型	用途
手休息夹板	预防手腕和手指屈曲挛缩
抗爪形手夹板	减少爪形手畸形，改善抓握能力
掌侧腕上翘夹板	提高腕伸肌群肌力弱患者的抓握能力
对手短夹板	改善拇指外展和伸展无力患者的抓握能力

8.检测仪器　血氧饱和度监测仪、血压计。

9.应急设备　不间断电源、应急灯、人工器具。

二、智能辅具前景

随着科技的进步，ALS 患者可用的辅具还在不断被开发及更新。例如，目前多国正在开展"声音库"（voice bank）的项目，使计算机合成的语音尽可能与 ALS 患者患病前的声音相似，从而使 ALS 患者的语音身份更加个体化，交流更加顺畅。此外，目前也有很多为 ALS 患者创建的智能手机应用程序，可以提醒患者服药、提供定位服务、发出警报等。这些都为改善 ALS 患者的生活质量提供帮助。

第三节　脑机接口技术在运动神经元病治疗中的前景展望

一、脑机接口技术的基本概念与原理

（一）定义及发展历程

脑机接口技术作为一种前沿的科技领域，正逐渐改变人类与外部环境交互的方式。该技术允许大脑与外部设备之间实现直接的信息传递与控制，从而打破了传统输入输出设备的限制，为个体提供了更加自然和高效的交互体验。

具体而言，脑机接口技术通过高精度的监测设备捕捉大脑产生的电信号或其他形式的生物信号，进而运用先进的算法对这些信号进行解码和分析。这一过程能够将个体的意图、情感或认知状态转化为可识别的控制指令，进一步驱动外部设备做出相应的反馈或动作。这种交互方式不仅减少了信息传递的延迟，还提高了交互的精准度和自然度。

在脑机接口技术的发展历程中，我们可以看到其从最初的理论构想到如今的实践应用的演变过程。二十世纪七十年代，脑机接口技术的概念刚刚兴起，当时的研究主要集中在如何利用这一技术辅助残疾人士进行基本的通信和控制任务。随着科技的飞速发展，特别是神经科学、计算机科学及生物医学工程的交叉融合，脑机接口技术得到了显著的推进。

进入二十一世纪后，脑机接口技术开始广泛应用于多个领域，包括医疗康复、航空航天、娱乐等。在医疗康复领域，脑机接口技术为运动障碍患者提供了恢复肢体功能的新希望，通过直接控制假肢或外骨骼设备，患者能够执行更为复杂和精细的动作。在航空航天领域，该技术则有助于提升飞行员的操控效率和反应速度，从而增强飞行安全性。而在娱乐领域，脑机接口技术则为游戏玩家带来了沉浸式的交互体验，使游戏控制更加直观和富有挑战性。

随着技术的不断完善和发展，脑机接口技术正逐步从实验室研究走向商业化应用，在未来社会中的潜力和影响力不容小觑。可以预见的是，随着更多创新技术和应用场景的涌现，脑机接口技术将成为人类与数字世界无缝衔接的关键桥梁。

（二）技术原理与核心组成部分

脑机接口技术是当今神经科学与工程技术的前沿交叉领域，核心目标在于实现大脑与外部设备的直接交互。这一技术为运动神经元病患者提供了新的康复途径，展现出了广阔的应用前景。

1.技术原理　脑机接口技术的实现主要依赖于对大脑活动信号的采集与解码。脑电图（electroencephalography，EEG）是最常用的信号采集方法，通过在患者头皮上放置电极，无创地记录大脑的电活动。这些电活动信号经过放大和滤波处理后，可以用于分析大脑的功能状态。另一种重要的信号采集方法是功能磁共振成像（functional magnetic resonance imaging，fMRI），它利用磁场和射频脉冲来测量大脑中的血氧饱和度水平变化，从而间接反映大脑的活动情况。

在信号采集的基础上，模式识别和机器学习算法成为解析大脑信号的关键。这些算法能够从大量的 EEG 或 fMRI 数据中提取出特征，并建立起这些特征与大脑意图之间的映射关系。通过训练，这些算法可以逐渐识别出大脑在不同状态下的信号模式，从而实现对大脑意图的解码。

2. 核心组成部分　脑机接口系统主要由信号采集设备、信号处理与分析单元、模式识别与决策模块及执行机构四个部分组成。信号采集设备是脑机接口系统的前端，负责捕捉和记录大脑的电活动信号或血氧饱和度水平变化。信号处理与分析单元则对采集到的信号进行预处理，包括滤波、去噪等，以便后续分析。模式识别与决策模块是系统的核心，它利用机器学习算法对预处理后的信号进行解析，识别出大脑意图，并生成控制指令。执行机构则根据这些指令驱动外部设备进行相应动作，如移动机械臂、控制轮椅等。

（三）典型应用场景介绍

在现代科技与医学的交叉领域，脑机接口技术已逐渐应用于多个临床实际场景，为改善患者的生活提供了有益的探索。以下将对脑机接口技术的几个典型应用场景进行详细介绍。

1. 辅助沟通　脑机接口技术为延髓受累导致语言功能障碍的运动神经元病患者提供了一种可能的沟通方式。传统的沟通方式依赖于肌肉运动或声音，但对因脑损伤、其他疾病或手术而失去语言能力的患者来说，这些方式无法实现。而脑机接口技术则能够捕捉到他们的大脑活动，并将其转化为文字或语音输出。患者只需要想象自己在说话或写字，脑机接口设备就能将这些思维转化为外部可理解的信号，从而实现与他人沟通。这种技术不仅提高了患者的生活质量，还使他们能够更好地融入社会。

2. 肢体运动控制　脑机接口技术在瘫痪患者的肢体运动控制方面也取得了显著进展。通过植入电极或无创的脑电信号采集方式，研究人员能够读取患者的大脑活动，并将其转化为外部设备的运动指令。这使得患者能够通过意念来控制假肢或康复设备进行精细的肢体运动训练。这种技术在康复治疗中具有巨大的潜力，可以帮助运动神经元病患者恢复部分运动功能，提高他们的生活自理能力。

3. 智能家居控制　脑机接口技术还可以应用于智能家居控制领域。通过识别用户的脑电信号，智能家居设备可以根据用户的意愿进行自动调节。例如，用户可以通过意念来控制开关灯、调节室内温度、调整窗帘等。这种技术不仅提高了生活的便利性，还为患者提供了更多的自主性和独立性。随着技术的不断发展，未来的智能家居设备将更加智能化、个性化，与脑机接口技术的结合将更加紧密。

（四）当前研究热点与趋势分析

当前脑机接口技术正处于快速发展的阶段，其研究热点与趋势主要体现在多元化信号采集技术、深度学习算法应用、跨学科研究合作及临床应用推广等方面。

多元化信号采集技术是脑机接口技术发展的重要方向。传统的脑机接口技术主要依赖于 EEG 等单一信号采集技术，这种技术存在信号质量不高、易受干扰等问题。为了解决这个问题，研究者们开始探索近红外光谱技术、磁共振成像技术等新型信号采集技术。这些技术具有非侵入性、高时间分辨率和空间分辨率等优点，能够更准确地获取大脑活动信号，为脑机接口技术的发展提供有力支持。

深度学习算法在脑机接口系统中的应用也是当前研究的热点。深度学习算法具有强大的数据处理能力和模式识别能力，能够自动提取特征，并进行分类，从而提高脑机接口系统的准确性和效率。研究者们正在探索将深度学习算法应用于脑电信号处理、特征提取和分类等方面，以期在脑机接口系统中实现更高效的数据处理和更准确的意图识别。

跨学科研究合作对推动脑机接口技术的发展至关重要。脑机接口技术涉及医学、计算机科学、物理学等多个学科领域，需要多学科知识的交叉和融合。因此，加强跨学科研究合作，促进不同领域专家之间的交流和合作，对推动脑机接口技术的创新和发展具有重要意义。

临床应用推广是脑机接口技术发展的重要目标。脑机接口技术具有广泛的应用前景，可以应用于神经退行性疾病、精神疾病等的治疗和诊断中。脑机接口技术可以实现对患者大脑活动的实时监测和干预，为疾病的诊断和治疗提供新的手段和方法。因此，加强脑机接口技术的临床应用推广，对提高人类健康水平和生活质量具有重要意义。

二、运动神经元病的治疗现状

（一）现有治疗方法及其局限性

尽管医学界为运动神经元病的治疗付出了巨大的努力，但至今仍未找到能够完全治愈该疾病的特效药物或方法。现有的治疗手段主要集中在缓解症状、延缓病情进展及提高患者生活质量方面。

药物治疗是运动神经元病治疗的重要组成部分。目前，临床上常用的药物主要包括利鲁唑、依达拉奉等。这些药物在一定程度上能够延缓病情的进展，减轻患者的症状，但无法从根本上逆转疾病的进程。

物理治疗是运动神经元病治疗的另一重要手段。理疗、按摩、运动训练等物理治疗方法可以改善患者的肌肉力量，延缓肌肉萎缩，从而延长患者的生存时间，提高生活质量。

手术治疗在运动神经元病治疗中的应用相对较少。患者即便存在椎管狭窄、脊柱畸形等严重症状，也很少通过手术进行治疗。手术的主要目的是减轻症状、改善患者的生活质量，但手术并不能治愈疾病。同时，手术风险较大，术后有可能出现病情急剧恶化。

现有方法在运动神经元病的治疗上仍存在一定的局限性。药物治疗和物理治疗虽然能在一定程度上延缓病情进展，但无法根治疾病。因此，需要继续加强研究，探索更有效的治疗方法，以改善患者的生活质量，延长生存时间。

（二）新兴技术的前景展望

脑机接口技术可以直接连接大脑与外部设备，使患者通过意念控制机器，从而实现运动功能的恢复和改善。这一技术的应用有望为运动神经元病患者提供更加有效的治疗方法，满足其对缓解症状、延缓病情进展、提高生活质量的迫切需求。

三、脑机接口技术对运动神经元病的应用价值

（一）辅助诊断功能

脑机接口技术在辅助诊断方面展现出巨大的潜力，可通过分析大脑信号来辅助运动神经元病的诊断。在数据采集方面，脑机接口技术能够采集患者的 EEG 或 fMRI 等数据，这些数据是分析大脑信号的重要依据。通过运用模式识别算法对这些数据进行分析和解读，脑机接口技术可以帮助医生准确判断患者的病情。

在辅助诊断过程中，脑机接口技术具有多种优势。脑机接口技术能够提高诊断的准确性和敏感性，通过客观的数据分析来避免主观因素的干扰。相较于传统的诊断方法，脑机接口技术可以更加精确地定位病灶，从而帮助医

生做出更准确的诊断。脑机接口技术能够实时监测大脑信号的变化，有助于发现疾病的早期迹象。这种实时监测的能力为医生提供了更为全面的病情信息，有助于及时采取治疗措施，避免患者病情进一步恶化。脑机接口技术还能够对疾病进展进行评估，为医生制订治疗方案提供重要参考。

（二）康复治疗应用

在康复治疗过程中，脑机接口技术发挥着至关重要的作用，其在运动神经元病患者的恢复过程中扮演了不可或缺的角色。康复治疗作为医学领域的重要组成部分，其目标在于帮助患者恢复受损的功能，提高生活质量。而脑机接口技术则通过训练患者的大脑与外部设备建立联系，从而实现这一目标。

1. 康复治疗应用　脑机接口技术在运动神经元病的康复治疗中有着广泛的应用。这种技术采集患者大脑的信号，并将其转化为外部设备可以识别的指令，从而实现对外部设备的控制。运动神经元病患者的运动神经元受损，导致肌肉无力和萎缩。而脑机接口技术则可以帮助患者通过思考来控制外部设备，如计算机光标、机械臂等，从而完成日常生活中的各种活动。

2. 作用体现　在康复治疗过程中，脑机接口技术的作用主要体现在以下几个方面。它可以帮助患者重新学习运动技能。通过训练患者的大脑与外部设备建立联系，患者可以逐渐恢复对肌肉的控制，从而重新学习运动技能。通过不断训练，患者可以更加准确地控制外部设备，从而提高其运动的准确性和协调性。脑机接口技术还可以刺激大脑可塑性，促进神经元再生和突触连接，这种神经可塑性是大脑在受损后恢复功能的关键。

在康复训练过程中，脑机接口技术还提供了即时的反馈机制。这种反馈可以帮助患者更好地了解自己的运动功能恢复情况，从而调整康复计划。同时，这种反馈还可以增强患者的康复信心，使他们更加积极地参与到康复训练中。

（三）生活质量改善效果评估

在医疗科技日益进步的今天，脑机接口技术作为一项前沿的医疗技术，其在运动神经元病治疗中的应用正逐渐展现出其独特的价值。特别是在生活质量改善方面，脑机接口技术为患者带来了前所未有的希望。

脑机接口技术可以捕捉和解读大脑信号，将其转化为可操作的指令，从而实现对外部设备的控制。这一技术的应用，使得运动神经元病患者能够绕过受损的神经肌肉系统，直接通过大脑来控制轮椅、外骨骼等辅助设备，从而提高他们的生活自理能力。这种自主控制的能力不仅增强了患者的自信心，还使他们能够尽可能保留日常活动，减轻家属的照护负担。

在效果评估方面，脑机接口技术通过监测患者的大脑信号，可以实时了解患者的运动意图和治疗效果。这种精准的评估方式，有助于医生更准确地判断患者的病情和治疗进度，从而及时调整治疗方案，提高治疗效果。脑机接口技术还可以监测患者的疾病进展，及时发现并处理潜在的风险。

脑机接口技术在运动神经元病治疗中的应用仍处于发展阶段，还需要进一步的研究和完善。未来，随着科技的不断进步和临床经验的积累，脑机接口技术有望在运动神经元病的治疗中发挥更大的作用，为更多的患者带来福音。

（四）挑战与问题

在科技巨头纷纷涉足神经科学领域的背景下，脑机接口技术正逐渐成为研究的热点，但其发展仍面临诸多挑战和问题。在技术应用层面，大脑信号的采集和处理技术是首要难题。当前，脑机接口设备采集到的大脑信号微弱且易受干扰，这导致信号的准确性和稳定性受到严重影响。为了获得更加清晰、准确的大脑信号，研究人员需要不断改进信号采集技术和处理算法，提高对信号的解析能力和抗干扰能力。除了技术挑战，脑机接口技术还面临着伦理和法律问题的挑战。脑机接口设备的植入和使用涉及个人隐私、数据安全和伦理道德等方面的问题。例如，设备的植入可能会侵犯个人隐私，数据的处理和存储需要遵守相关法律法规，而技术滥用则可能导致不良后果。这些问题需要在技术发展的同时，通过法律、伦理和社会等方面的讨论和规范来解决。在临床应用方面，脑机接口技术的应用推广也面临一定难度。尽管脑机接口技术在治疗神经疾病和康复训练中取得了显著成果，但其有效性和安全性仍需进一步验证。脑机接口技术的成本较高，设备价格昂贵，这限制了其在临床上的广泛应用。因此，需要更多的临床试验和研究证明其有效性和安全性，同时还需要降低技术成本，推动设备的普及和应用。脑机接口技术的临床应用还面临着一些技术和操作上的挑战。例如，手术植入设备的风险、设备的稳定性和耐用性，以及用户的适应和康复等问题，都需要进一步研究和解决。因此，在推广脑机接口技术的过程中，医疗专业人士需要加强相关培训和推广，以提高患者的接受度和依从性。

四、研究成果与发展趋势

（一）国内研究团队及其成果展示

在国内，对运动神经元病的研究同样蓬勃开展，诸多高校和研究机构在该领域取得了显著成果。以下是对两支具有代表性的国内研究团队及其研究成果的详细介绍。

浙江大学研发团队在运动神经元病的早期诊断和治疗方面取得了重要突破。该团队利用先进的脑电信号分析技术，成功开发了一种基于脑电信号的运动神经元病诊断系统。这一系统能够准确识别运动神经元病患者的脑电信号特征，从而实现对该疾病的早期诊断。这一成果的实现对提高运动神经元病的诊断准确率、降低误诊率具有重要意义。同时，该诊断系统还具有操作简便、费用低廉等优点，为广大患者提供了更为便捷的诊断手段。

复旦大学研发团队则在脑机接口技术应用于运动功能恢复方面取得了显

著进展。他们通过深入研究大脑与肌肉之间的神经连接机制，成功开发了一种能够刺激大脑特定区域的脑机接口技术。这一技术能够帮助运动神经元病患者恢复部分运动功能，提高生活质量。在实验阶段，该技术已经取得了显著的疗效，为运动神经元病患者的治疗带来了新的希望。复旦大学研发团队还在不断优化该技术，提高其安全性和稳定性，为未来的临床应用奠定坚实基础。

（二）未来发展趋势预测

脑机接口技术将为医疗领域带来深刻的变革，为运动神经元病患者提供更加有效、个性化的治疗方案。以下是对脑机接口技术未来发展的几点预测。

（1）技术创新方面：随着人工智能、机器学习等技术的不断发展，脑机接口技术将实现更加精准和个性化的治疗。在信号采集、处理、解码等方面，算法和技术的不断优化将使得脑机接口系统更加高效、准确。例如，深度学习技术的应用，可以进一步提高脑电信号的识别精度，实现更加精确的控制和反馈。纳米技术和生物材料科学的进步，也将为脑机接口提供更小、更轻便、更智能的植入设备，提高患者的舒适度和安全性。

（2）临床应用拓展方面：脑机接口技术在运动神经元病治疗中的应用只是冰山一角，其潜力远不止于此。

五、政策法规支持与伦理道德考量

（一）相关政策法规解读及支持情况

在探讨脑机接口技术的发展与应用时，对相关政策法规的解读及支持情况进行分析是不可或缺的。政策法规的导向和扶持力度对技术的研发、应用及市场推广产生着深远影响。

在医疗器械监管政策方面，脑机接口技术作为医疗器械的一种，受到国家医疗器械监管政策的严格监管。政策要求医疗器械必须符合国家技术标准，确保安全有效。具体而言，脑机接口技术需要通过严格的技术审评和临床试验，证明其安全性和有效性，才能获得医疗器械注册证。政策还规定了医疗器械的生产、销售、使用等各个环节的监管要求，确保了产品的质量和安全。这些政策的实施，为脑机接口技术的发展提供了法律保障，促进了技术的规范发展。

在科技创新政策方面，国家出台了一系列科技创新政策，鼓励新技术的研究与开发。这些政策包括资金支持、税收优惠等，为脑机接口技术的研发提供了有力支持。例如，政府设立了科研项目，为脑机接口技术的研究提供了资金支持；税收优惠政策则降低了企业的研发成本，提高了企业的研发积极性。这些政策的实施，促进了脑机接口技术的创新和发展，推动了技术的快速进步。

在残疾人保障政策方面，运动神经元病患者群体一直得到中国残联的关注，国家残疾人保障政策强调了对残疾人群体的关爱和支持。政策规定，残疾人应享有平等的医疗、教育、就业等权利，并鼓励社会各界为残疾人提供帮助和支持。这些政策的实施，为脑机接口技术在运动神经元病治疗中的应用提供了政策支持。

（二）伦理道德问题探讨及建议

脑机接口技术作为一项新兴技术，其发展和应用涉及大量的伦理道德问题，这些问题的解决对技术的健康和可持续发展至关重要。以下将分别针对隐私保护、技术应用伦理和公平性三个方面进行深入探讨，并提出相应的建议。

在隐私保护方面，脑机接口技术涉及的数据包括个体的生理、心理、行为等多方面的信息，这些数据一旦被泄露或被滥用，将对个人隐私造成极大的威胁。因此，制定相关数据保护法规，规范数据的收集、存储和使用，是保障个人隐私的重要措施。同时，应加强数据安全管理，采用先进的加密技术和访问控制机制，从而确保数据的安全性和隐私性。

在技术应用伦理方面，脑机接口技术的应用应遵循尊重人体、保护人权、不伤害等基本原则。在进行人体试验时，应充分告知受试者试验的风险和可能的后果，并取得其知情同意。同时，应避免将技术用于非法或不道德的目的，如侵犯他人隐私、操纵他人思想等。还应建立相关的伦理审查机制，对技术的应用进行严格的审查和监管，从而确保技术的合理应用。

公平性问题是脑机接口技术发展的重要考量。技术成本、资源分配等因素的限制可能导致技术的普及和应用存在不公平现象。因此，应制定相关政策，确保所有人都有平等的机会享受技术带来的便利和福利。同时，应关注弱势群体的利益和需求，为他们提供必要的支持和帮助。还应加强国际合作，共同推动技术的全球发展和普及。

（三）知识产权保护策略部署

知识产权保护策略部署是脑机接口技术发展的关键环节。在专利申请与保护方面，必须鼓励企业和个人积极申请脑机接口技术相关专利，以保护自身知识产权。华为公司公布的"控制刺激器的方法、刺激器、脑机接口系统和芯片"专利是一个很好的例子，展现了技术创新的价值。然而，仅有专利申请还不够，还需要加强专利执法力度，打击侵权行为，确保专利权益得到有效维护。此外，技术转让与许可也是知识产权保护的重要方面。建立技术转让和许可机制，可以促进脑机接口技术的推广和应用，同时确保技术转移的安全性和合法性。

（四）社会接受程度调查分析

在脑机接口技术的推广和应用过程中，社会接受程度是一个至关重要的因素。以下将对公众认知度与态度、社会舆论与环境两个方面进行深入分析，以评估社会对脑机接口技术的接受程度，并为后续的技术推广和应用提供参考。

在公众认知度与态度方面，我们通过问卷调查和访谈的方式，对公众对脑机接口技术的认知度和态度进行了调查。结果显示，大部分公众对脑机接口技术持积极态度，认为它是一项前沿技术，能够带来很多好处。然而，也有一部分公众对技术持保留态度，主要担忧技术的安全性和隐私保护问题。公众对脑机接口技术的应用场景和实际效果也存在一定的疑虑。这些结果反映了公众对脑机接口技术的认知程度和接受程度的差异，也为后续的技术推广和应用提供了方向。

社会舆论与环境对技术的发展和应用具有重要影响。我们通过媒体和社交媒体等渠道，对脑机接口技术的报道和评论进行了收集和分析。结果发现，媒体对脑机接口技术的报道主要以正面为主，介绍了技术的原理、应用和发展前景，为公众提供了有益的信息。然而，也有一些媒体对技术进行了过度炒作和夸大，导致公众对技术产生了不切实际的期望和误解。社交媒体上的负面评论和谣言也对技术的发展和应用造成了一定的负面影响。因此，我们需要加强对媒体和社交媒体的监管，及时发布准确信息，引导公众正确认识和理解脑机接口技术。

王丽平、张娜、荣悦彤、刘琪　编写
刘小璇、张皓、芦海涛　审阅

第五章 运动神经元病的综合护理

第一节 日常生活环境

随着病程的延长，ALS 患者的生活自理能力逐渐下降，甚至无法进行日常活动，严重影响患者的生活质量，因此需要长期的家庭照护。建立安全有效的日常生活环境，对 ALS 患者来说尤为重要。

一、居住空间环境

（一）温度

适宜的室内温度会使患者感觉舒适、安宁，帮助患者减少能量消耗，合理散热，减轻肾脏负担；同时，还有利于患者的休息。一般来说，室温以 18~22 ℃（图 5-1）为宜，可根据季节不同，使用空调、暖气等室温调控方法或者增减衣被。

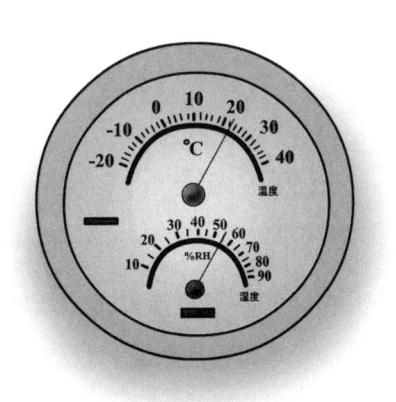

图 5-1　温湿度计

（二）湿度

室内湿度一般用相对湿度来衡量，最好保持在 50%~60%。湿度会直接影响皮肤表面的蒸发散热，从而影响人体舒适感。当湿度过高时，蒸发作用减弱，会抑制体表排汗，使患者感到潮湿、气闷，尿液排出量增加，肾脏负担加重；当湿度过低时，空气干燥，人体水分大量蒸发，可出现口干舌燥、咽痛、烦渴等表现，对呼吸道疾病或气管切开患者尤为不利。

当室内湿度大于室外时，利用空气调节室内湿度是最好的方法，可打开门窗增加室内空气流通以降低湿度。当室内湿度过低时，可以在地面上洒水，冬季可以使用加湿器等，以达到提高室内湿度的目的。

（三）通风

开窗通风（图 5-2）可以增加室内空气流通，改变室内温度和湿度，从而刺激皮肤的血液循环，加速皮肤汗液蒸发和散热，提高患者的舒适感。通风也是减轻室内空气污染的有效措施。

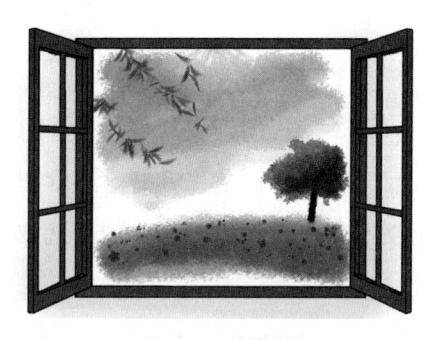

图 5-2　开窗通风

一般情况下，开窗通风 30 分钟即可置换室内空气。通风时应注意遮挡患者，避免其直接吹风，导致受凉。

（四）光线

光线能引起患者的心理变化，自然光照可使患者感到舒适。室内要经常开窗，使阳光直接射入，或协助患者到户外接受阳光照射，使患者身心舒适。午睡时使用窗帘，夜间睡眠时打开地灯，避免阳光或光线直接照射患者的眼睛引起目眩。

（五）安静

安静是指没有噪声危害的声音环境。一般室内的音量在 35~40 dB 较理想。当音量达到 50~60 dB 时，患者便易感到烦躁不安，进而影响休息与睡眠。患病时，人适应噪声的能力减弱，少许噪声便会影响患者情绪，使患者感到疲倦和不安，影响其休息和睡眠，久而久之，会导致病情加重。减少噪声可使患者得到很好的休息，有利于患者康复。所以，当患者在家中生活时，要保持环境安静，避免大声喧哗，降低电视、电脑等家用电器的音量，或者在家中安装隔音设备。

二、居家环境布局和改造

环境改造的目的是通过建立无障碍环境，消除环境对功能障碍者的各种影响，从而为其提供支持与方便，为其参与社会活动创造基本条件。由于疾病的影响，ALS 患者常常存在日常生活能力缺陷，进行环境改造能够帮助他们在最大程度上保留日常生活自理能力，提高患者的生活质量。居家环境改造的基本要求是简洁、实用、安全、卫生，确保个人隐私，应尽量减少改造规模，并注意征求患者的意见。居家环境改造包括卧室、客厅、浴室、厨房、厕所，涉及房间的面积，出入口宽度，有无冷暖设备，家具大小和数量，室外有无坡路、台阶，台阶数量、高度及有无扶手，道路状态等方面。根据患者日常生活能力缺陷的实际情况，可在室内安装防滑、防跌倒设施。

居家环境改造计划主要包含下列内容。①转移和移动，包括改造屋内、屋外的楼梯，改变通行的宽度，改变扶手的高度，安装电梯等。②如厕，包括便器的选择、扶手的位置等。③入浴，包括浴缸两侧增加扶手、改造浴缸入口的台阶等。④就寝，包括床的选择、床的高度、桌子与椅子的安排、其他设备的安装等。

（一）卧室和床的选择

患者的卧室面积要考虑轮椅的活动范围。若患者不使用轮椅，床的高度以达到患者膝盖的稍上方为宜，不能太高或太低，适宜高度应为 40~50 cm，以便于患者上下床。若患者使用轮椅，则床面高度需要与轮椅座位高度平齐。另外，可以在床边设置扶手，便于患者起身时借力。

（二）床垫的选择

1. 生活完全不能自理的患者无法自行翻身，为了防止发生压疮，可使用减压床垫或者护理床。

2. 常用的减压垫为动态充气床垫和凝胶海绵垫（图 5-3）。研究发现，重症患者使用凝胶海绵垫可使压疮发生率保持在较低水平。

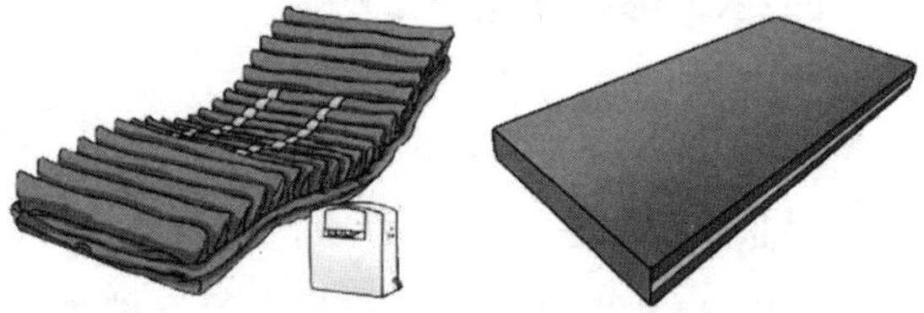

图 5-3　动态充气床垫和凝胶海绵垫

3. 对存在生活自理能力障碍的患者来说，将普通的床换成护理床（图 5-4）会有许多好处。护理床大多具备可调节功能，可以根据需要垫高患者的背部，调整患者的膝关节高度，还可以根据护理的需要调节床本身的高度。有的护理床还具备电动旋转功能，控制手边的开关就能够将患者的上半身竖起，持续按住按钮后，靠背部分及座位可旋转 90°，便于患者从床边坐起。护理床大多配备固定或可拆卸的护栏。在护理床上安装护栏，不仅可以防止患者或被子从床上滑落，还可以帮助患者翻身和起床。

图 5-4　护理床

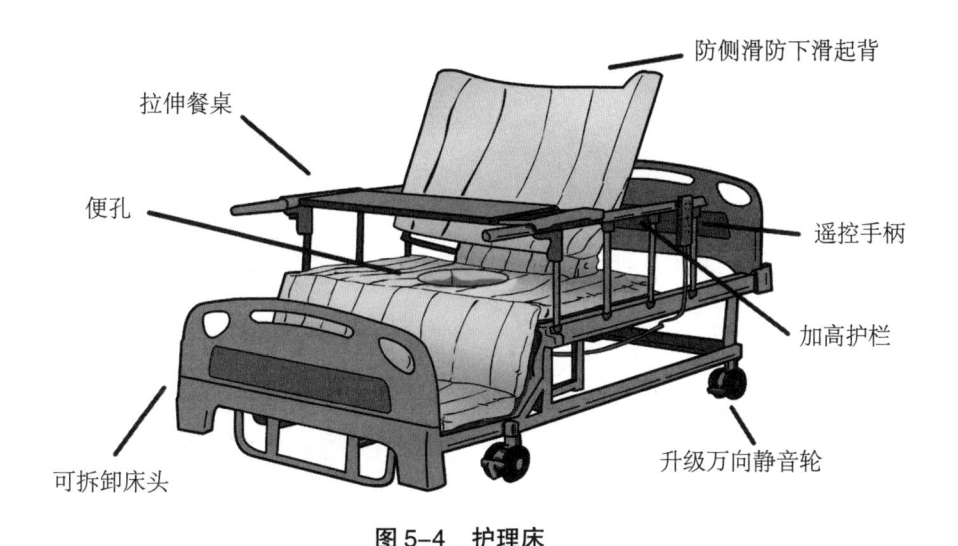

（三）客厅

应消除卧室与客厅之间存在的高度差，如果客厅与室外的高度差小于 2 cm，则不需要特殊改造，只需要将客厅与室外相连之处的门槛去掉即可；如果高度差在 2~10 cm，可根据患者的移动方式与移动能力等具体情况进行改造。例如，使用手杖者，可不必做特殊改造；使用轮椅者，可以将高度差改为坡道模式。如果高度差大于 20 cm，则必须修建坡道。

（四）厨房

厨房的灶具、水池台面、水龙头等的高度要调低，以使存在日常生活能力缺陷的 ALS 患者操作方便。灶台下方需要留有足够的空间，以方便轮椅的脚踏板进入。

（五）卫生间

对存在自理能力缺陷的患者来说，卫生间是极易发生意外的场所，所以卫生间的设计要全面考虑患者的安全问题。地面宜采用防水、防滑的材料。

患者洗澡时一定要有人陪伴，必要时可使用免洗用品，如免洗洗手液、免洗沐浴液、免洗洗发水等。

由于面积的局限，厕所往往是改造中的重点。厕所门应设置为向外开或推拉式，以保证厕所内有足够的空间。一般来说，家庭厕所宽度不小于 80 cm，厕所门与坐便器的距离不小于 120 cm，以方便轮椅的进入。

1. 盥洗区　洗手池不宜安装得太低，基本上比患者肘部的位置稍低即可，这样可以减少患者腰部的负担。要确保洗手池下方有足够的空间，以避免患者坐轮椅使用时膝或脚受到碰撞。另外，有的患者手部肌肉萎缩，不能完成精细动作，故应使用较大的杠杆式或掀压式水龙头，如图 5-5 所示。

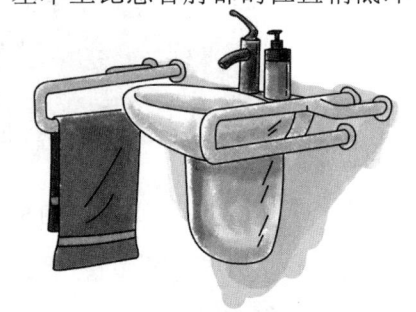

图 5-5　盥洗区

2. 坐便器　ALS 患者由于肢体力弱，下蹲、起立均十分吃力，所以卫生间应选用坐便器。对使用轮椅的患者，坐便器高度应与轮椅高度一致，可选用具有温水清洗、自动烘干、垫圈加热、抗菌除臭等功能的马桶盖。

3. 淋浴区　患者沐浴最好选用淋浴。淋浴区可设置淋浴座椅（图 5-6），或选用专为行动不便者设计的坐式淋浴器，方便患者在淋浴时使用。若安装浴盆或浴缸，则一定要选用底部防滑的产品，并在手能触及的墙面安装扶手，还要有供患者休息的平台，或安放可以卡在浴盆边的坐凳。洗浴用的冷热水龙头宜选用杠杆式或掀压式开关，并用明显的红蓝色彩标识清楚。

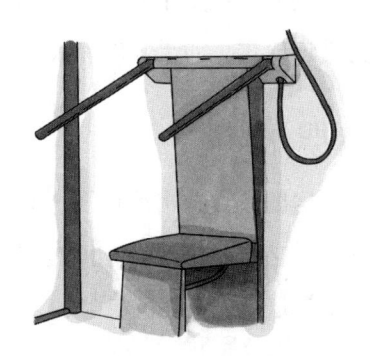

图 5-6　淋浴座椅

4.扶手　卫生间的坐便器、淋浴区、盥洗区应设置"L"形或"U"形安全扶手（图5-7）。坐便器扶手宜选用"L"形。卫生间应有紧急呼救装置，安装在离坐便器最近的一侧墙上，开关标识清楚，颜色与周围环境须形成反差。

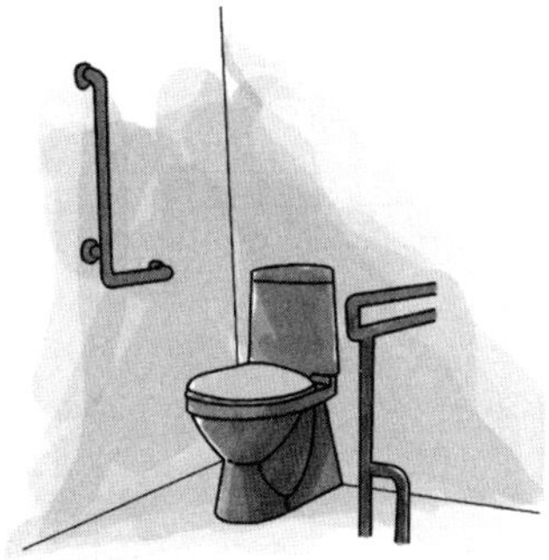

图5-7　卫生间扶手

三、仪器设备的放置

随着病情的发展，ALS患者会出现吞咽困难和呼吸功能障碍，因此，其家中可能会配备无创呼吸机、鼻饲设施、消毒设施等医疗设施，这些设施要与床保持一定的距离。无创呼吸机要远离火源，消毒设施要单独放置。生活用具要放在患者易拿取的地方，物品的摆放要整齐有序，电线不要拖地，以免使患者跌倒。

四、安全设施

ALS患者居家环境安全的重点在于预防跌倒。患者肢体无力伴肌肉萎缩导致的肢体功能障碍是发生跌倒的危险因素，因此，应着重改善居家环境，预防患者在家中跌倒。

（一）居家环境改善措施

改善居家环境的具体措施见表5-1。

表 5-1 居家环境改善措施

危险场所	防跌倒措施
门厅	进门处无门槛 设置灯光照明 设置扶手 无杂物堆放
客厅	取物不需要使用梯子或椅子 沙发高度和软硬度适合起身 常用椅子有扶手
卧室	使用双控照明开关 在床旁安装照明开关，不用下床也能开关灯 床边没有杂物影响上下床 床头装有电话或紧急呼救铃 床铺高度以双脚可直接踏在地板上为宜
厨房	排风扇和窗户通风良好 橱柜要方便患者拿取物品，不用攀高或不改变体位即可取用常用厨房用具 厨房内安装电话
卫生间	地面平整，排水通畅 不设门槛，内外地面在同一水平 坐便器、洗手池旁有扶手 浴缸、淋浴区使用防滑垫 浴缸、淋浴区旁设有扶手 洗漱用品可轻易取用
地面和通道	地毯或地垫平整，没有褶皱或边缘卷曲 保持地面干燥，无油渍、水渍，无零散物件，过道无杂物堆放 室内使用防滑地砖 室内无高低落差，无门槛
室内照明环境	室内照明充足且符合患者需求 过道、卫生间和厨房有局部照明 卧室内有小夜灯或地灯

（二）患者居家安全指导

1. 嘱患者上下楼要扶好扶手，尤其在下楼时；站立或卧位起身时动作要缓慢，必要时要有人搀扶，转身动作要慢；晚上在床旁放置尿壶；穿防滑鞋，不穿拖鞋（图 5-8）；不穿过长的裤子和裙子等；不搬重物或登高取物；照护者选择合适的地板打蜡和拖地时机，最好选择在患者不在室内行走时进行。

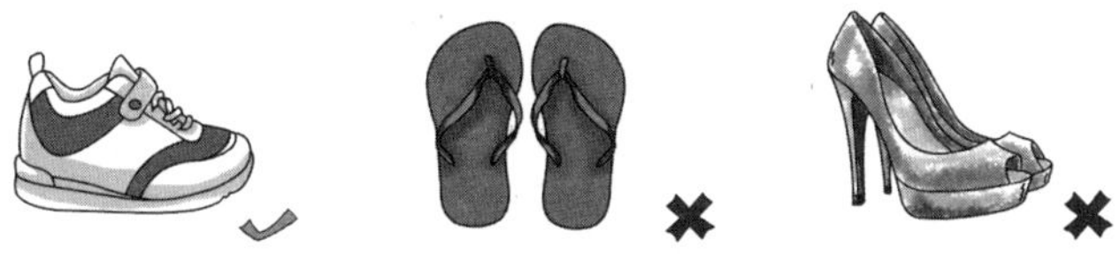

图 5-8　鞋子

2. 指导患者渐进坐起、渐进下床的"三部曲"。提醒患者生活起居做到三个"30 秒"，即醒后 30 秒再坐起，坐起 30 秒后再站立，站立 30 秒后再行走，如图 5-9。

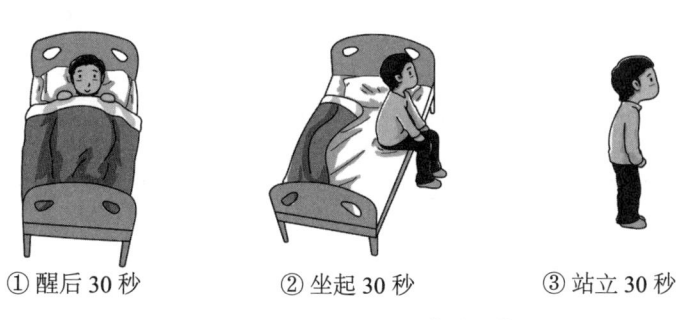

① 醒后 30 秒　　② 坐起 30 秒　　③ 站立 30 秒

图 5-9　生活起居三个"30 秒"

3.防止地面湿滑和室内光线不足,告知患者在下床活动时须有专人陪护,避免患者坠床或跌倒,如图 5-10。

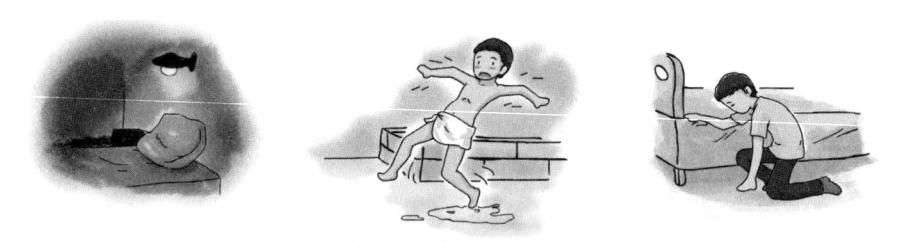

图 5-10 室内安全注意事项

4.将日常生活用品放在患者易拿取处。同时,注意在移动患者时,先固定轮椅和床;居住的床最好有扶手或护栏,避免移动患者时导致其跌倒(图 5-11)。

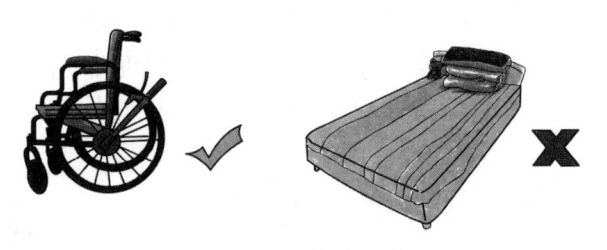

图 5-11 轮椅及床

5.为患者备好呼叫器或摇铃等,以便患者能够得到及时有效的帮助。

五、通信设施

生活能够自理的患者在外出时一定要随身携带手机,并保持 24 小时开机,来电手机铃声应适当增大,并同时将手机设置为振动模式。对生活部分自理的患者来说,手机应包含语音功能,以便肢体无力的患

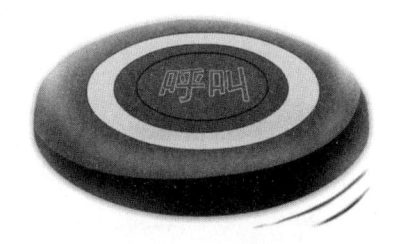

图 5-12 警报器

者可以正常拨打及接听电话。生活完全不能自理的患者家中必须安装呼叫铃和警报器（图5-12），以便照护者能够及时发现患者的意外情况或满足患者的需求。

六、家居物品的清洁与消毒

（一）清洁

清洁是指用水擦拭物体表面，去除尘埃和污垢，保持室内用具及各种物体表面的清洁。该措施可以减少微生物的数量，并可防止带菌尘埃扬起、扩散细菌，但并不能清除全部细菌。

（二）日光暴晒法

被褥、床垫、枕芯、毛毯、衣服、书籍等物品可放到阳光下直接暴晒六小时（图5-13），每两小时翻动一次。日光中含有紫外线和红外线，照射六小时通常能达到一般消毒的要求，同时可降低被晒物品的含水量，抑制微生物滋生。

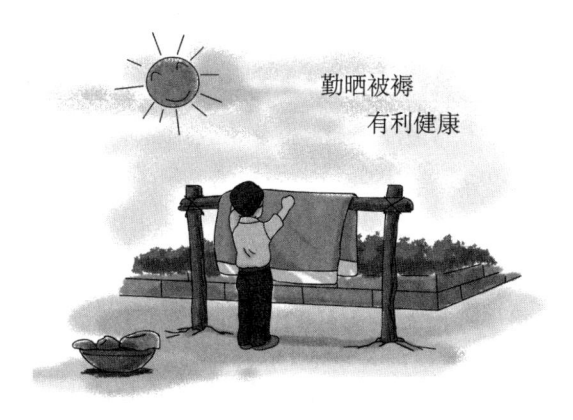

图5-13　晾晒被褥

（三）煮沸消毒法

煮沸消毒法是应用最早的消毒方法之一，也是家庭常用的消毒方法。在一个标准大气压下，水的沸点是100℃，煮沸5~10分钟可杀灭细菌繁殖体，煮沸15分钟可杀灭多数芽孢，杀灭某些抗热力极强的芽孢需更长时间。煮沸消毒法简单、方便、经济、实用，适用于金属、搪瓷、玻璃材质的餐饮具或其他耐湿、耐热物品的消毒，一般不用于灭菌。方法是将物品刷洗干净后全部浸没在水中，距离水面至少3 cm，加热煮沸后维持至少15分钟，消毒时间从煮沸后开始计算。

（四）消毒剂消毒法

常见的消毒剂及其用法见表5-2。

表5-2　常见消毒剂及其用法

消毒剂	使用方法
乙醇	①常用于皮肤消毒的乙醇溶液浓度以75%为宜。此浓度也可用于钳子、镊子和玻璃体温计的浸泡消毒。注意每周应更换浸泡液两次，并加盖保存，避免乙醇蒸发而失效。②95%的乙醇溶液则用于燃烧灭菌，如镊子、钳子等急用时可用此法
碘伏	常用浸泡法、擦拭法和冲洗法消毒皮肤和黏膜。① 0.05%~0.1%碘伏溶液浸泡至少30分钟。② 0.5%~2%碘伏溶液擦拭皮肤和黏膜两遍。③ 0.05%碘伏溶液冲洗伤口皮肤和黏膜3~5分钟
含氯消毒剂（漂白粉、84消毒液）	含氯消毒剂常用于餐具、水、居住环境等的消毒。①含有效氯0.02%的消毒液用于物品浸泡消毒，时间10分钟以上，不能浸泡的物品可选用擦拭法；含有效氯0.2%的消毒液用于被肝炎病毒、结核杆菌污染的物品的浸泡或喷洒消毒，时间30分钟以上。②含有效氯0.05%的消毒液均匀喷洒于物品表面，时间30分钟以上。③由于含氯消毒剂具有褪色、腐蚀金属的作用，故在使用时应避免接触有色衣物及金属制品，如布类消毒后应立即清洗，以免褪色。含氯消毒剂宜临时配制，久放易失效

第二节 日常生活照护

日常生活活动能力主要包括三个层次的内容：一是基本日常生活活动能力，是指满足日常生活所需的基本行为活动，患者如果丧失这一层次的功能，就会失去生活自理的能力；二是工作所需的日常生活活动能力，是指满足社会生活所需的行为活动，患者如果丧去这一层次的功能，就会被限制在家庭这一狭小的区域内；三是高级日常生活活动能力，反映患者的智力能动性和社会角色功能，患者如果丧失这一层次的功能，就会失去维持社会活动的基础能力。

ALS 患者由于疾病，会逐渐失去前两个层次功能，即工作及日常生活活动出现困难，需由他人帮助。下面主要介绍 ALS 患者身体清洁方面的护理。

一、个人卫生

（一）全身皮肤清洁

洗澡是清洁身体、保持卫生最有效的方法之一。洗澡有淋浴和盆浴（如使用浴缸洗澡、泡澡）之分。

在帮助生活不能自理的 ALS 患者洗澡时，首先要考虑如何根据患者的身体状况优化改造浴室的环境（图 5-14）。

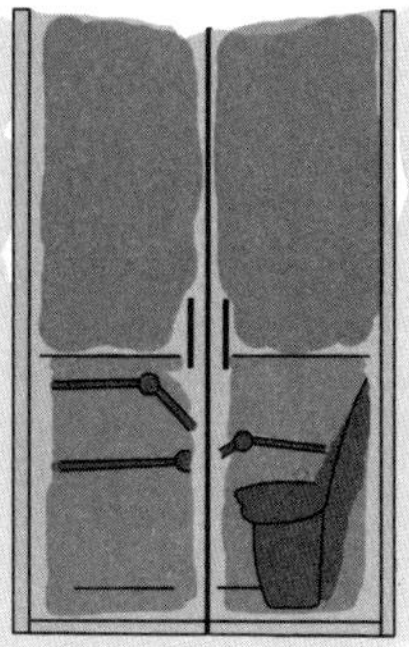

图 5-14 浴室

更衣间、浴室的温度最好设置在 22±2℃。在寒冷的季节，赤身时血压会反射性升高，所以要预热更衣室、浴室，洗澡的水温在 40℃左右。患者应避免长时间入浴，过饱或空腹时不洗澡。刚吃饱饭就洗澡，体表血管因受热而扩张，血液流向四肢，胃肠的血流量相对减少，容易造成消化不良；而空腹时洗澡，则会消耗能量，很容易导致低血糖休克。

因此，建议在吃完饭后 30~60 分钟再洗澡比较安全。夏季洗澡的水温应与体温接近，即 35~37℃。水温过高，会使体表血管扩张，心脑血流量减少，易发生缺氧；水温过低，则会使皮肤毛孔突然紧闭，血管骤缩，体内的热量散发不出来。更衣间放置椅子，脱衣及穿衣就会更加方便。脱衣服时，寒冷刺激会让血压发生变化，再加上热水的刺激，血压变化将更大，很可能出现事故，因此，要缩小更衣间与浴室及卧室的温度差。尤其是冬季，需要多加注意。可通过暖气或将浴缸蓄满热水来提高浴室温度，都能起到很好的效果。

浴室内的轮椅活动范围不得小于 0.8 m×1.2 m，在洗澡区域的周边要安装扶手，高度与直径设置遵循患者方便的原则。

1. 淋浴的方法　对生活不能自理的 ALS 患者来说，盆浴不但会使身体的负荷较大，容易疲劳，而且出入浴缸时危险性也比较高，有时还存在感染的风险。相比之下，淋浴较为适合。在采取淋浴的方式时，应该事先选用好淋浴座椅，让患者坐在淋浴座椅上洗浴。这里介绍一下帮助患者淋浴的方法。

（1）让患者坐在淋浴座椅上。为了保护患者的隐私，患者坐在淋浴座椅上时应该用小的浴巾盖在患者会阴部。另外，还可以准备一个盛有热水的洗脚桶，让患者把双脚放入洗脚桶里泡脚。

（2）在为患者洗头发时，可以为患者戴好淋浴帽（图 5-15），先确认水温适宜，再洗头发。照护者可以用手蘸上沐浴液为患者清洗脸部、耳朵和脖子，然后用蘸有沐浴液的海绵清洗患者的上肢、胸部、腹部和会阴部，接着清洗背部、臀部和下肢，最后用花洒冲洗干净，用浴巾擦干身体。

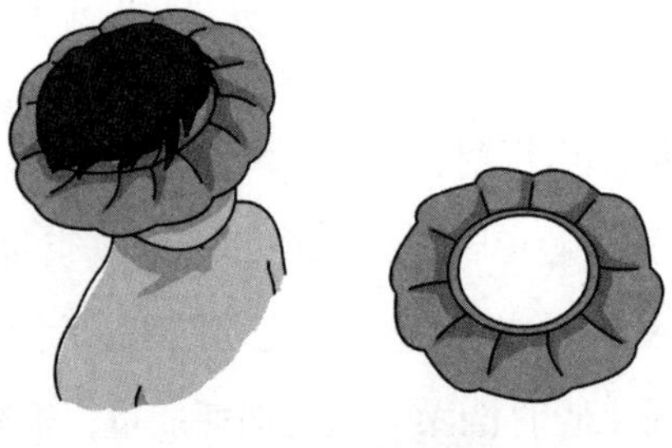

图 5-15　淋浴帽

（3）让患者坐在更衣间的椅子上，仔细擦拭其身体，同时观察其皮肤，但要注意尊重患者个人隐私，避免过度暴露，用吹风机吹干患者头发。洗澡后，患者不能忽视水分的补给。为消除洗浴后的疲劳，应让患者躺下，安静地养神。

2. 盆浴的方法　ALS 轻症患者在进行盆浴时，一定要注意做好安全措施。浴缸多用触感温暖、保温能力强、防滑、略带弹性、磕碰人体不易受伤的新材料，不使用金属、搪瓷和陶瓷材料。

盆浴时有以下几点注意事项。

（1）在浴室门口放置海绵垫，便于患者安全出入。

（2）在洗澡前，让患者做好心理准备，并测量患者的体温、血压、脉搏、呼吸频率等。

（3）在洗澡前还应询问患者是否有尿意和便意，辅助患者完成排泄，防止其在浴室内大小便失禁。

（4）在帮助患者出入浴缸时，注意在浴缸旁边放置椅子，高度最好与浴缸的高度相同。让患者先坐在椅子上或坐在浴缸边缘上，再进入浴缸，这比站立式进入浴缸更安全。

（5）在帮助生活不能自理的患者盆浴时，最好两人协调配合。盆浴前应该事先用手或温度计确认水温，使患者于 40 ℃的热水中盆浴。

（6）泡澡时要让患者保持正确的姿势，确保重心线位于骨盆的中央，防止双脚上浮导致溺水。

3. 床上擦浴的方法　对生活不能自理的患者来说，洗澡会使身体负荷较大。在这种情况下，可以采用擦拭身体的方法来保持患者身体的清洁。具体的方法如下。

（1）在帮助卧床患者擦身之前，应该事先调节好室内温度。特别是在秋冬季节，应该关好门窗，防止有风吹入，室温保持在 22~24 ℃。

（2）水温最好保持在 55 ℃左右，水量占水盆容量的一半左右。盆中的水要根据清洁程度和水温及时更换。可以不断地加入热水来保持水温，或者更换新的热水。

（3）在寒冷的季节，尽量选择在白天、暖和的时间进行擦浴。

（4）擦浴应避免在患者空腹时和饭后进行，擦身前最好先帮助患者排泄。

（5）擦浴时要尽量减少患者皮肤裸露，同时要注意保护患者的隐私。

（6）擦洗顺序（图5-16）：首先让患者取仰卧位，从其脸部开始擦洗，按照耳朵、颈部、胸部、腹部、上肢的顺序擦洗；然后让患者取侧卧位，擦洗其后背部、腋下、腰部和臀部；最后让患者取仰卧位，为患者擦拭双脚、小腿、大腿、会阴部和双手。为了促进患者血液循环，应该从距离心脏较远的位置起，向心脏方向进行擦拭。在擦浴过程中，照护者要随时观察患者的反应，及时询问其有无不适，若出现心慌、寒战，应及时停止操作。

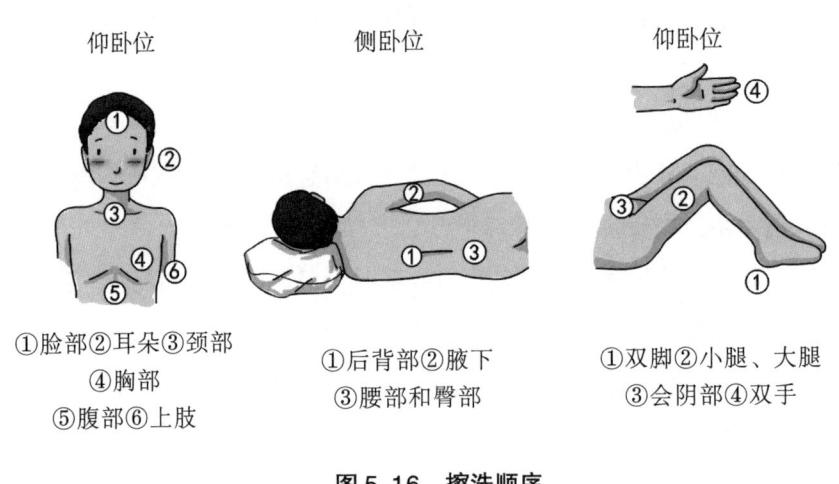

仰卧位　　　　　　侧卧位　　　　　　仰卧位

①脸部②耳朵③颈部
④胸部
⑤腹部⑥上肢

①后背部②腋下
③腰部和臀部

①双脚②小腿、大腿
③会阴部④双手

图 5-16　擦洗顺序

（7）对能坐起来的患者，尽量让其取坐位，照护者和助手一起帮助其脱去上衣，先脱近侧、再脱对侧；一侧上肢活动不利者先脱健侧，再脱患侧，并询问患者的感受。将大浴巾铺于患者身后，将清洁毛巾铺于患者胸前、腿上。对不能坐起的患者，让其取侧卧位，照护者和助手一起帮助患者脱去上衣，先脱近侧，然后将患者双手放于腹部，双腿屈曲后翻身，注意其双脚不能交叉，翻身后再脱对侧，并询问患者的感受。将大浴巾铺于患者身下。擦洗患者手臂时，照护者在盆里放适量沐浴露搅拌均匀，戴上手套式毛巾，由患者的远心端向近心端擦洗，向上擦洗时要用力，向下擦洗时不用力，每一个手指缝都要擦洗干净。如果是躁动的患者，照护者要一直轻轻擦洗，从下往上再从上往下擦洗，使患者安静；然后用患者身下的毛巾擦干其身体，并询问患者的感受；最后使用润肤露，一边擦，一边活动患者的肢体，维持关节活动度，预防血栓、关节僵硬和肌肉挛缩的发生。擦洗患者胸腹部皮肤时，从上往下擦洗两遍至皮肤干净，注意观察女性患者乳房下和腋下的皮肤褶皱是否有污垢或伤口，预防皮肤感染。要按顺时针方向轻轻擦洗患者腹部，预防患者便秘。然后用患者身前的毛巾擦拭两遍，并询问患者的感受。

（二）头发清洁

头发和头皮容易被汗液和油脂等弄脏，不清洁头发会引起头痒、头皮屑增多、出现异味等症状，除了不卫生，还会影响患者的心情。ALS患者在身体状况较好时最好每周洗头发一至两次，以保持洁净，同时也能保持良好的精神状态。床上洗头是指在床上或床旁清洗卧床患者的头发，达到促进其头部血液循环、增强上皮细胞营养、去除污垢、防止头发脱落、保持清洁、增强美感和舒适度的目的。积极开展床上洗头有利于减少ALS患者缺乏生活护理引起的相关并发症，保持舒适清洁，提高生活质量。

1.进行头发清洁前的准备工作

（1）调整房间的环境，为避免风从缝隙吹进来，应关紧门窗，将室温保持在22~24 ℃。

（2）选择好时间，避免在患者空腹时或饭后进行头发清洁，天气寒冷时尽量选择在白天、暖和的时候进行。

（3）洗发前让患者先排泄。

（4）患者取舒适、安全的体位。

（5）照护者可以一边为患者洗头发，一边和患者交谈，让患者放松心情。

2. 帮助卧床患者洗头发的方法（图5-17） 为患者洗头发需要准备的物品包括枕头一至两个、浴巾一至两块、浴用毛巾、热水桶、污水桶、热水壶或热水瓶、水壶（也可以是小脸盆、水瓢）、洗发垫（洗头发用的头垫）、塑料板和塑料薄膜、耳塞、洗发露、护发素、梳子、吹风机及毛巾被等。

（1）帮助卧床患者变换体位，在患者的肩膀下面垫一个枕头，取侧卧位的患者双膝弯曲，在其膝关节下面垫一个枕头，以保持身体稳定，避免患者疲劳。

（2）在塑料薄膜的上面铺上浴巾，然后把它们放到患者头下，再在患者脸上盖一块毛巾；在患者的躯干下方铺上塑料薄膜，再在塑料薄膜上铺上浴巾；用毛巾把患者颈部到肩部包裹起来，并把患者的头部转到床边；在患者的头部下面垫洗发垫，将洗发垫的底端放入污水桶内，污水桶的下面也要垫上塑料板或报纸等。

（3）先用梳子梳理患者头发，然后用温水（38~39 ℃）打湿患者头发，注意事先告诉患者，并询问患者水温是否合适。

（4）挤少许洗发露在手掌心，搓出泡沫后用手指内侧轻轻接触患者头皮，用类似按摩的手法开始清洗。洗头发时，使用左手支撑患者头部，为避免患者被指甲刮伤，用右手指腹，从患者的发际线开始清洗，并向头顶方向施加一定的压力。清洗患者头部后侧的顺序为从颈部至头顶，然后用干毛巾擦干泡沫。

（5）用温水冲洗患者头发，将洗发露充分清洗干净。

（6）取下洗发垫和患者肩颈部的毛巾，展开缠绕在患者头部的毛巾，将其头发上的水擦干净。

（7）用吹风机吹干患者头发。吹风机距离患者30 cm左右，注意不要让其脸部和耳朵等直接接触热风。

（8）洗头发结束后，要及时为患者补充水分，并让患者在舒适的姿势下休息。

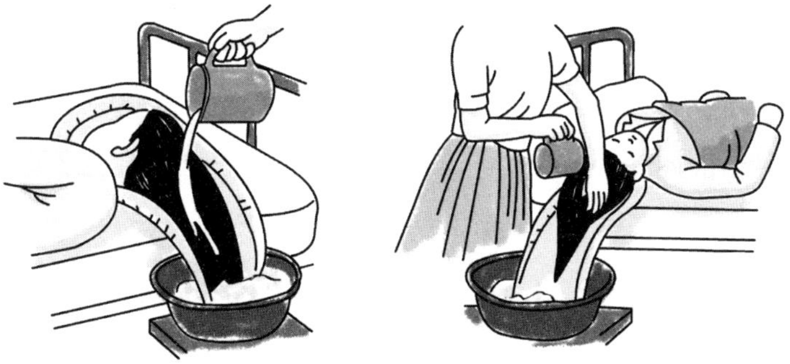

图 5-17　床上洗头发

3.免洗洗发水的使用方法　无法为患者洗头发时，可以使用免洗洗发水等擦拭其头部，以保持头发的清洁。具体步骤如下。

（1）在患者头部下面铺上塑料板和浴巾。

（2）将患者头发分成几部分后，使用毛巾取适量免洗洗发水，一边轻轻按摩，一边擦拭患者头发。另外，毛巾应适当更换。

（3）用梳子梳理患者头发，并用拧干的毛巾将洗发水擦干净。

（4）用吹风机吹干、整理患者头发。

（5）清理患者脱落的头发。

（6）取下铺在患者头部下面的塑料薄膜和浴巾，让患者安稳地躺好。

4.梳理头发　早晨起床后，照护者应该用梳子帮助患者把头发梳理整齐，有助于维持患者头皮及头发的健康，并能修饰患者形象，转换其心情。

（三）面部及眼部的清洁护理

对有能力到盥洗室的患者，要尽量鼓励他们到盥洗室去刷牙、洗脸。如果患者无法去盥洗室，要尽量帮助其坐起身来自己洗脸，这时可以帮助患者戴上围裙，挽起袖口，并准备好擦脸的热毛巾。如果患者无法起身，只能躺着，照护者可以把脸盆和毛巾等洗脸用具放到床旁，先用热毛巾擦拭患者面部（图5-18），顺序是眼睛、前额、鼻子、脸颊、嘴。可用轻薄型毛巾或湿巾为患者洗脸。须注意，患者耳朵和脖子周围要仔细擦拭，然后用干毛巾吸干水分。

眼睛是重要的视觉器官，容易由眼屎、眼泪等引起感染，应多加注意。另外，眼睛可能因异物而受伤。洗脸时可以用热毛巾或棉花擦拭患者眼睛，从内眼角到外眼角，左右交替擦拭。

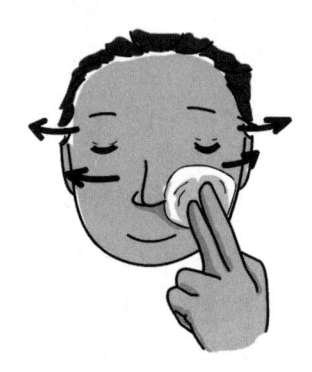

图5-18 清洁面部

（四）耳部清洁

耳道内容易堆积耳垢，可能引发耳部感染、听力丧失等疾病。所以，应该定期使用棉棒或挖耳勺清洁患者耳朵。在为患者清洁耳部之前，需要准备的物品有挖耳勺、棉棒、橄榄油（或香油）、纱布、垃圾桶（塑料袋或纸袋）等。清洁时，用棉棒或挖耳勺清洁患者耳道口附近的污垢，注意探入棉棒长度以1 cm为限，不要过度探入。不容易去除耳垢时，可在棉棒上涂橄榄油或耳垢水（碳酸氢钠、甘油、水的混合液）等，待其软化后清除，不可勉强。必要时，请医护人员帮忙清理。患者耳郭和耳后要用拧干的毛巾擦拭。

（五）口腔清洁与流涎的护理

口腔护理可以帮助ALS患者预防口腔疾病、保持身体健康、提高生活质量，包括刷牙、漱口、擦拭、预防舌苔及口腔干燥等。患者如果出现牙齿摇晃、进食时感到疼痛等情况，应及时就医，不要自行处理。

1.协助患者漱口　漱口是去除口腔内污渍及食物残渣的既简单又有效的方法之一。

（1）早晨起床之后，晚上入睡之前，以及每次用餐的前后都应该帮助患者漱口，以保持口腔清洁。

（2）患者漱口一般可只用温水，加入漱口水效果会更好。

（3）对生活不能自理的患者，照护者要做好漱口的护理。在帮助患者漱口时，让患者尽量选择坐位或侧卧位等便于操作且患者舒适的姿势。在患者漱口前，最好在患者胸前围上毛巾。

2.协助患者刷牙　使用牙刷的目的主要是去除牙齿上的食物残渣，防止生成牙垢。

（1）对生活能够自理的患者，应该鼓励他们保持自主刷牙的生活习惯，照护者可以帮助他们准备好牙刷（年纪大的患者最好用小号的牙刷或儿童牙刷）、牙膏、漱口水、漱口杯等用具，让他们在盥洗室自己刷牙。

（2）在帮助生活不能自理患者刷牙时，让患者尽量选择坐位或者侧卧位等便于操作的姿势。在患者取坐位时，照护者要帮助患者戴好围裙，或在患者胸前围上毛巾。

3.擦拭卧床患者的口腔

（1）在进行口腔擦拭之前要准备的用具包括海绵刷、水杯或吸引器具、托盘（吐水盆）、毛巾、纱布。根据需要，还可准备漱口水和一次性手套。

（2）在给患者擦拭口腔时，让患者取舒适的姿势，尽可能取坐位或侧卧位。在患者取侧卧位时，最好略微抬高患者的上半身，并且在患者胸前围上毛巾。

（3）将海绵刷浸泡在装有温水的杯子里，然后取出并拧干。

（4）使用拧干的海绵刷，仔细擦拭患者口腔内部，顺序为湿润口唇，再擦拭左侧牙齿外侧，右侧牙齿外侧，左上牙齿内侧、咬合面，左下牙齿内侧、咬合面，左侧面颊，右上牙齿内侧、咬合面，右下牙齿内侧、咬合面，右侧面颊，舌面上以 Z 字形擦拭，舌面下以 V 字形擦拭，上颚内以 U 字形擦拭（图 5-19）。

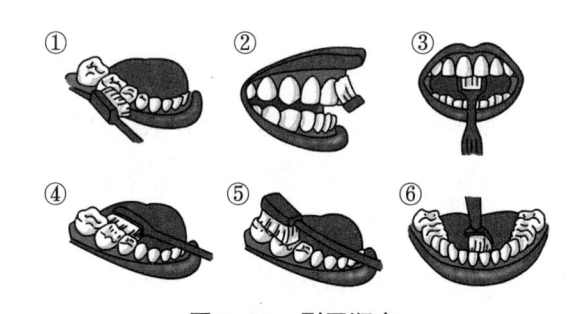

图 5-19　刷牙顺序

4. 流涎护理　流涎是神经疾病患者的一种常见症状，是一种吞咽困难的表现。流涎是 ALS 患者普遍存在的问题，原因不是其唾液产生增多，而是吞咽困难。患者的舌肌和颈肌无力，不能主动吞咽聚集在口腔里的唾液，过多的唾液从口角流淌出来。流涎会导致多种并发症，如口周皮肤感染、口腔卫生不良、口臭、进食困难、言语困难及吸入性肺炎，甚至窒息等，对护理工作造成了一定影响。同时，流涎还会给患者的后期生活及社会活动带来很多不便，影响情绪，此外，如果患者睡着或昏迷后唾液残留在口腔内不及时处理，也易引发呛咳甚至吸入性肺炎。侧卧位或俯卧位有利于患者积聚的唾液自然流出，避免误入气管。还可以运用行为学方法，如避免进食增加唾液分泌的食物（过咸或添加调味剂的食物）、口腔清洗、增加吞咽次数等。口服药物通常是治疗流涎的主要方法，格隆溴铵是研究最多的用于治疗流涎的抗胆碱药，对中枢神经系统影响最小，而且能对唾液分泌和汗腺活动发挥最大抑制作用，因此可作为首选药物。肉毒毒素在治疗流涎方面具有 A 级证据，A 型肉毒毒素和 B 型肉毒毒素均可用于治疗流涎，且与对照治疗相比，不良反应较少。还可以通过吸痰法处理患者分泌过多的唾液。

5.保持口周皮肤清洁　口周皮肤护理的主要原则是及时清洗、保持干燥。采用清洁—润肤—保护皮肤的步骤进行护理，及时清除患者面部及口周皮肤分泌物。

（1）用温水擦拭患者面部与颈部皮肤，并适当涂抹润肤剂，及时为患者更换口水巾，尽可能保持患者口周流涎处干燥，保持床单清洁、干燥。

（2）患者分别向两侧侧倾头部，照护者在其下颌处垫亲肤棉垫，防止分泌物流入颈部，或将棉垫卷起，围在患者颈部，或用成人防水围嘴等护理用品（图5-20）；当患者颈部皮肤潮湿时，及时用清水清洗，然后用毛巾擦干，防止唾液中的消化酶对颈部皮肤造成损伤。

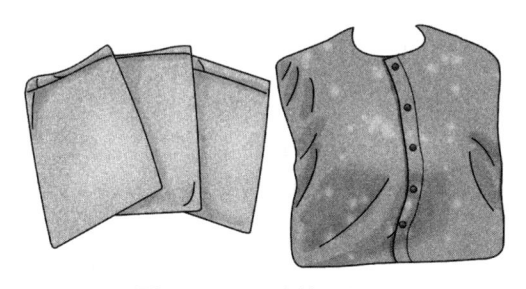

图5-20　口腔护理用品

（3）若患者已进行气管切开，照护者应根据情况及时吸痰，保持其气管切开处局部皮肤清洁干燥，每日为其清理气管切开处两次。若唾液浸湿纱布，应及时更换。固定导管的系带用纱布包裹，每天更换一次。

（六）鼻部清洁

鼻子是呼吸的重要器官，如果鼻子堵塞，就会引起患者不适，甚至导致其呼吸困难。不清洁鼻子，容易引起鼻炎、中耳炎等疾病。可以用沾有婴儿油的棉花棒清理患者鼻腔内的分泌物；如果分泌物干结，可以先用滴鼻剂润滑，然后用儿童用吸鼻器（图5-21）清理。注意不能用镊子清理患者鼻腔。

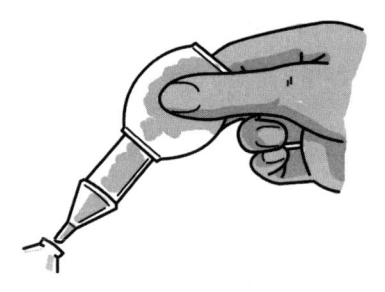

图 5-21　吸鼻器

（七）指甲修剪

评估患者指甲外形是否正常、是否压迫相邻组织、是否有皮肤完整性受损、是否嵌入甲缘，以及手指活动度、清洁度及舒适度。患者的指甲如果过长，不仅容易划伤皮肤，而且容易堆积污垢，引发感染，所以要定期修剪指甲保持清洁。修剪好指甲后，要打磨光滑。有些患者的指甲比较坚硬难以修剪，在这种情况下，可以用锉刀磨平坚硬的指甲；洗澡后或用温水洗手后，指甲会变得柔软，或者用37 ℃左右温水浸泡双手15分钟左右，擦干水，特别是指缝间的水，这时更容易修剪指甲。

（八）会阴护理

会阴部特别容易因被排泄物污染而出现恶臭等，有时还会导致尿路感染，而且对留置导尿管的患者，尿路感染是其常见的并发症。会阴护理可保持会阴部清洁，预防尿路感染。因此，对卧床患者或留置导尿管的患者来说，保持会阴部的清洁非常重要。对无法洗澡或使用纸尿裤的患者，除了每次排泄后进行擦拭，每天还至少应该对会阴部进行清洗或擦拭一次。

1.擦拭会阴部的物品准备　包括盛温水的水壶、冲洗用的瓶子（可以用矿泉水瓶代替）、毛巾两至三条、浴巾两至三条、坐便器、防水布（塑料布）、纱布、一次性手套、塑料袋，以及根据患者的实际情况准备替换的纸尿裤等。在擦拭会阴部时，应使用专用的水盆和毛巾。擦拭会阴部的毛巾应该和擦拭身体的毛巾区别开，为了预防感染，照护者尽可能使用一次性手套，不要徒手接触患者会阴部。

2. 会阴部清洗的方法

（1）帮患者脱掉裤子和内裤（纸尿裤）。为了保暖及防止不必要的暴露，为患者盖上浴巾。在患者躺着清洗的时候，尽量让患者平卧，在其臀部下面垫好防水布（塑料布）和浴巾，然后放好坐便器。如果患者不能使用坐便器，就铺两至三层一次性尿垫或纸尿裤。

（2）备好37~38℃的温水，向患者会阴部淋水，注意水不要太热。把毛巾轻轻拧干，开始清洗，对女性患者，应该从上到下、从前向后进行清洗，对男性患者，应该先用毛巾托住其阴茎，然后清洗龟头、阴茎与阴囊。

（3）洗完后，用毛巾擦干，取出坐便器，帮助患者穿好衣裤。

（4）对留置导尿管的患者，取无菌棉球七个，置于无菌换药碗内，倒上0.025%碘伏溶液，用碘伏棉球对留置导尿管患者进行会阴擦洗，女性患者的擦洗顺序为自上而下，依次为尿道口、阴道口、左小阴唇、右小阴唇、左大阴唇、右大阴唇、肛门，根据患者的情况增加无菌棉球数量，直至擦净。男性患者的擦洗顺序为翻开包皮，暴露冠状沟，自尿道口向外环形擦洗，依次为尿道口、阴茎头、冠状沟、阴茎包皮、阴茎体、阴囊、肛门，根据患者的情况增加无菌棉球数量，直至擦净。

二、行动与转移

在日常居家护理中，ALS患者卧床期间的翻身和体位转换是不可缺少的内容。由于疾病的限制，患者失去自理能力，长期卧床，不能独自完成翻身、床椅转移等，在这种情况下，照护者掌握帮助患者翻身和变换体位的照护方法至关重要。

帮助患者翻身和变换体位主要有以下五种方法：从仰卧位变换为侧卧位、从侧卧位变换为仰卧位、在床上水平移动、在床上向上方移动、从仰卧位变换为床边端坐位。这些护理动作都必须应用到人体力学。掌握正确的操作方法，不仅可以使照护者只需消耗少量能量，就可以发挥最大的工作效能，有利于维护自身健康；还可以帮助患者维持正确的姿势和体位，增强患者舒适感，促进血液循环，预防压疮的发生。患者在家中若未及时翻身，可能会造成压疮，因此，预防和早期干预压疮是照护者应该熟知的内容。

（一）翻身

ALS 患者卧床时的稳定姿势主要有两种，一是仰卧，二是侧卧。帮助患者翻身主要是帮助其从仰卧位变换为侧卧位。从仰卧位变为侧卧位的翻身动作是吃饭、饮水、排泄、身体清洁、更衣及更换床单等照护过程中患者使用最频繁的动作。

1. 从仰卧位变换为侧卧位　以左侧为例，主要步骤如下。

（1）让患者面部朝向翻身的一侧（左侧），患者双手放于胸前，帮助患者双腿屈曲。

（2）照护者站在患者左侧，一只手扶住患者右肩，另一只手扶住患者右膝盖，让患者的肩膀和膝盖配合左倾，然后帮助患者翻身，转变为侧卧位。

2. 从侧卧位变换为仰卧位　主要步骤如下。

（1）照护者站在患者面对侧，取下垫在患者膝盖下的垫子，让患者伸直膝关节。

（2）照护者将双手分别放在患者的肩部和腰部，然后慢慢地朝患者的背部方向放倒患者的身体，纠正患者身体的骨盆位置，使其头部、脊柱、骨盆和下肢保持直线，让患者在床的中央部位躺稳，如图 5-22。

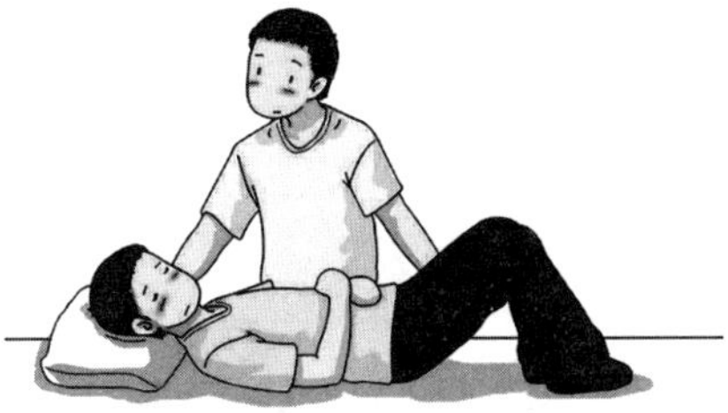

图 5-22　从侧卧位变换为仰卧位

（二）变换体位

长期卧床的患者缺乏活动，或长期采取不适宜的被动体位，进而影响肌肉及关节的活动。经常帮助患者变换体位可以促进其局部血液循环，增强其舒适感。

1. 床上水平移动　以帮助卧床患者向床的右边水平移动为例，主要步骤如下。

（1）照护者站在患者移动的方向，让患者双手抱于胸前。

（2）照护者将左手臂伸进患者的颈部下方，以肘关节支撑患者的颈部，以手掌支撑患者的肩部，同时把右手按在患者左侧的床上，形成支点；然后，用支撑患者上半身的左手往自己的身前（患者右边）移动患者的上半身。

（3）照护者将双手臂插入患者腰部和大腿的下方，以双手臂为杠杆抬起患者的臀部，往自己的身前移动患者的下半身。在做这一动作时，照护者应该弯腰，并且把自己的双膝顶在床边，形成支点。

2. 床上向上方移动

（1）如果患者仅双上肢无力，下肢可配合，可以遵循以下步骤。

①先让患者双膝弯曲，并将小腿尽量伸直，照护者站在患者右侧，将一只手插入患者右侧腋窝，另一只手臂插入患者大腿下方，如图 5-23。②照护者将自己的重心移到靠近患者头部一侧的脚上，同时告诉患者用双脚踏

床，并抬起腰部配合照护者的动作，然后数"1、2、3"，和患者一起向上方移动身体。

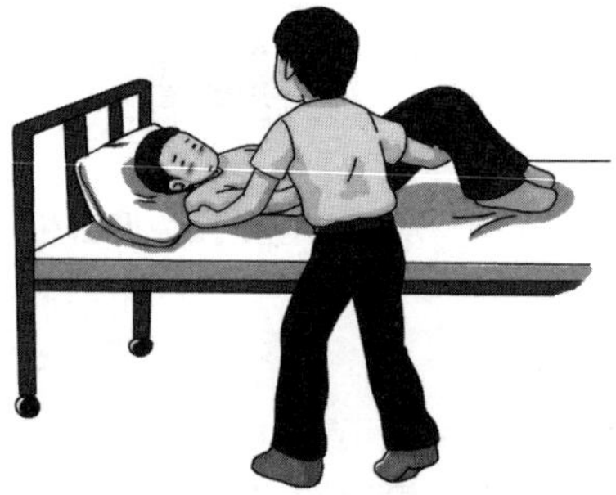

图 5-23　床上向上方移动

（2）如果患者仅双下肢无力，上肢可配合动作，可以遵循以下步骤。

①先让患者双膝弯曲，并将小腿尽量伸直，照护者左手臂伸进患者的腰部下方，右手手腕插入患者的膝下。②照护者将自己的重心移到靠近患者头部一侧的脚上，同时让患者用双手握住床栏，并抬起腰部配合照护者的动作，然后数"1、2、3"，和患者一起配合呼吸向上方移动身体。

3.从仰卧位变换为床边坐位　主要步骤如下。

（1）先让患者双手抱在胸前，照护者按照在床上水平移动的方法，朝自己的身边水平移动患者，并协助患者屈曲双膝。

（2）照护者一只手扶住患者肩部，另一只手扶住患者髋部，使患者朝一侧翻身。

（3）照护者一只手插入患者颈部下方，保护患者的颈部，并支撑患者的肩部，扶住患者的上半身，另一只手在其对侧膝关节下方勾住，以患者的臀部为中心旋转患者身体。

（4）照护者将患者的双脚平稳地放到地面，让患者在床边坐稳，并询问患者是否有头晕等不适的情况。

4. 从床边移动至轮椅上

（1）照护者检查好轮椅性能后，将轮椅移动至30°~45°的合适角度斜对着床，确认轮椅处于刹车状态，并收起轮椅的踏脚板。照护者用自己的膝盖固定患者的膝盖，让患者的手环抱照护者的肩膀，然后照护者双手环抱患者的腰部，让患者从床上站起来（图5-24）。

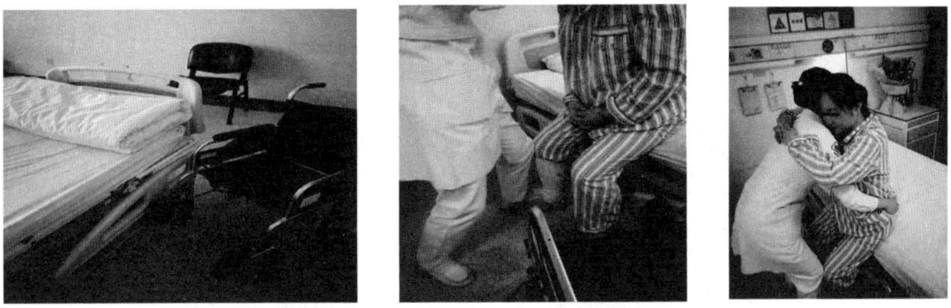

图 5-24　床椅转移(1)

（2）照护者双手抱住患者的腰部和背部，移动脚尖，缓慢地转换方向使患者背部转向轮椅，臀部正对轮椅正面（图5-25）。

（3）照护者降低自己的腰部，让患者坐到轮椅上，然后到轮椅的后方帮助患者在轮椅上坐稳，使患者臀部坐在椅垫后方，背部尽量与椅背相贴（图5-25）。放下踏脚板，把患者的双脚放到踏脚板上。

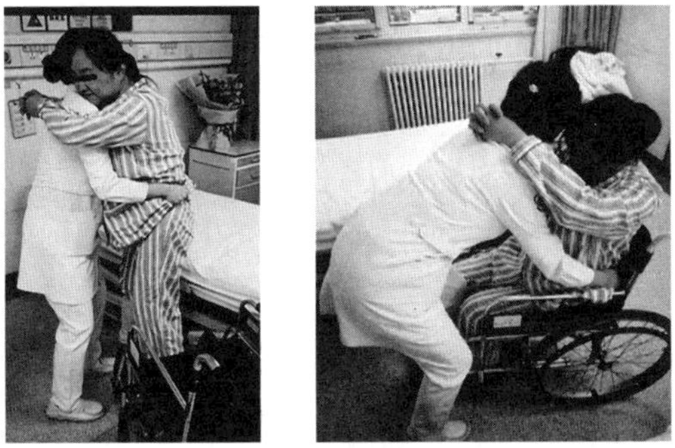

图 5-25　床椅转移(2)

5. 从轮椅坐位移动至床边端坐位（图 5-26）

（1）照护者将轮椅推到床边，使轮椅与床边呈 45°，确认轮椅处于刹车状态，并收起踏脚板。

（2）照护者帮助患者臀部前移，让患者的手环抱照护者的肩膀，照护者双手抱住患者的腰部，用自己的膝盖固定患者的膝盖，将患者扶起，转动患者的身体到床边。

（3）让患者坐到床上，确认患者是否坐稳。

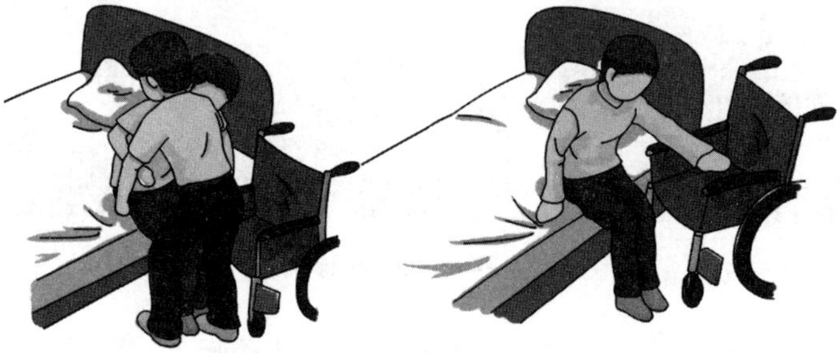

图 5-26　从轮椅坐位移动至床边端坐位

6. 从轮椅到卫生间马桶（图 5-27）

（1）照护者将轮椅停靠在与马桶呈直角的位置，将右手从患者的左侧腋下穿过，抱住患者背部，同时用左手抱住患者的腰部，帮助患者从轮椅上站起身来，移动脚尖，缓慢地转换方向。

（2）帮助患者利用身体的重心进行移动，让其臀部正对马桶。

（3）当患者的臀部对着马桶后，照护者用一只手帮助患者脱下裤子。

（4）照护者用手支撑患者的腋下，帮助患者弯腰坐到马桶上。这时，照护者的左手应当扶住患者，避免患者突然快速地坐到马桶上。

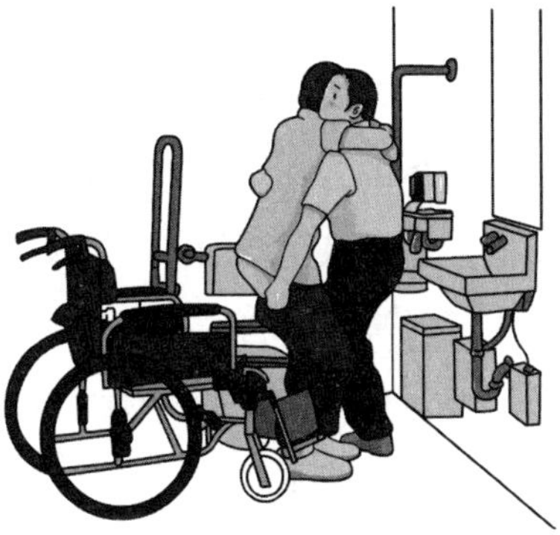

图 5-27 从轮椅到卫生间马桶

（三）压疮的预防及处理

压疮是长期卧床患者或躯体移动障碍患者易出现的严重皮肤问题。一旦发生压疮，患者不仅痛苦，严重时还会继发感染，加重病情。因此，我们必须加强患者的皮肤护理，预防和减少压疮的发生。

1. 压疮的定义　压疮是位于骨隆凸处、医疗或其他器械下的皮肤及皮下组织持续受压、或受摩擦力与剪切力作用后的局部损伤，表现为水疱或开放性溃疡，可能会伴有疼痛。

2. 发生压疮的原因

（1）力学因素：压疮不仅可由垂直压力引起，还可由摩擦力和剪切力引起，通常是两至三种力联合作用导致。①垂直压力常见于长时间保持某种体位。皮肤受压越大，持续时间越长，发生压疮的概率越大。②摩擦力主要来源于患者转移受拉拽时，皮肤和衣物或床单表面间的摩擦力，使皮肤受损，皮肤受到潮湿、污染等刺激后更易出现压疮。③剪切力由压力和摩擦力协同作用而成，与患者所处体位有密切关系。剪切力造成的潜在损伤在早期易被忽视。

（2）营养状况：由于疾病及营养摄入不足，受压部位皮肤缺乏肌肉和脂肪组织的保护，血液循环障碍，易发生压疮。所以，营养状况是压疮形成的重要因素。

（3）局部潮湿或排泄物刺激：大小便失禁、汗液等的刺激削弱皮肤保护屏障，使皮肤更容易受到力学因素的损伤。

（4）年龄：随着衰老，人体的各项功能逐步衰退，对外部环境的感知变得迟钝，皮肤血流速度降低，血管脆性增加，易导致皮肤损伤。

（5）机体活动和（或）感觉障碍：自主活动减少或丧失会使局部皮肤受压，血液循环障碍而导致压疮。感觉障碍使机体对伤害性刺激反应迟钝，使长期受压的局部组织缺血、缺氧而坏死。

（6）体温升高：高热患者的组织细胞对氧的需求量增加，新陈代谢增高。对存在局部组织受压情况的患者，体温升高会使局部组织的缺氧更严重，更易出现压疮。

（7）急性应激因素：可引起机体代谢紊乱，对压力的敏感性增加，使内环境稳态遭到破坏，皮肤组织失去抗压能力，进而引起压疮。

3.压疮的皮肤表现　压疮的表现分为四期和两个阶段，如图5-28所示。

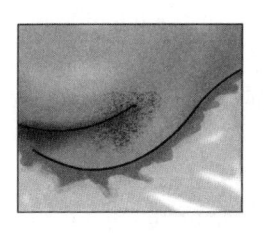

1期，皮肤红斑，指压不变白，皮肤完整

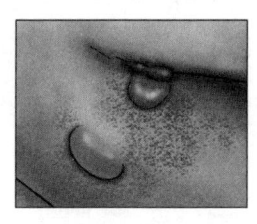

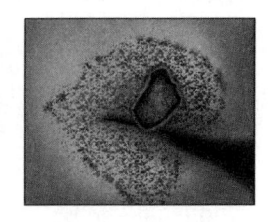

2期，部分皮肤缺失，真皮层暴露

3期，全皮层皮肤缺失

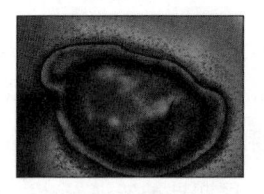

4期，全层皮肤和皮下组织缺失

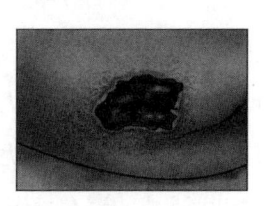

（可疑）不可分期，全层皮肤和皮下组织缺失，损伤程度被掩盖

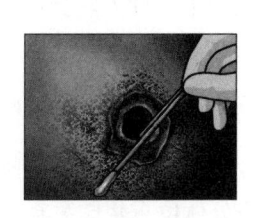

深部组织损伤

图5-28　压疮分期

1期表现为皮肤完整，出现压之不褪色的局限性红斑（通常在骨隆凸等容易受压部位），与周围皮肤相比，该部位可能有疼痛、肿硬或松软，皮温升高或降低。照护者须注意，肤色较深的压疮1期患者可能难以被发现，不易观察到明显的皮肤红斑。2期表现为部分皮肤受损，可呈现完整或破裂的血清性水疱，出现红色创面。3期表现皮肤受损严重，出现溃疡，并可见皮下脂肪。4期表现为皮肤出现全层缺水，并且肌肉、骨骼有不同程度的暴露，皮下有瘘管形成。

照护者须注意，如果患者出现2期、3期或4期压疮，应尽可能到医院进行正规伤口处理，以免症状加重或引发感染。

4. 压疮的好发部位　压疮多发生于经常受压、无肌肉包裹或肌肉层较薄、缺乏脂肪组织保护的骨隆凸处，如图5-29。

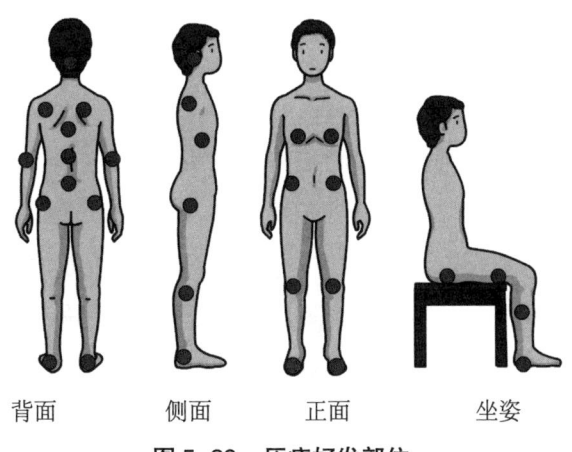

图 5-29　压疮好发部位

（1）仰卧位下的好发部位：枕骨粗隆、肩胛骨、肘关节、骶尾部、足跟等。

（2）侧卧位下的好发部位：耳郭、肩峰、肋骨、髋关节、膝关节内侧与外侧、内踝、外踝等。

（3）俯卧位下的好发部位：髂前上棘、肋缘凸出部、髌骨、足尖。

（4）坐位下的好发部位：坐骨结节、足底等。

5. 压疮的具体预防措施　预防压疮的关键在于避免生活中的危险因素。照护者平时要做到精心、科学地护理患者，坚持勤翻身、勤观察、勤擦洗、勤更换、勤整理、勤按摩、勤询问，最大限度地减少压疮的发生。

（1）预先保护皮肤：照护者要经常全面地观察患者的皮肤状况，有助于发现压疮发生的早期征兆，尤其对压疮的好发部位，观察皮肤是否有发红、皮温改变、水肿和疼痛等。平时要保持患者皮肤的清洁和适当的湿度，避免受到不良刺激，有利于预防压疮的发生。日常可选用无刺激、无香味、弱酸性的皮肤清洁剂清洁患者皮肤，定期为其沐浴。平时可以给患者使用润肤油、润肤露，选择材质柔软、亲肤的毛巾和衣物等，勤更换衣服、床单等。禁止对易受压部位或易破损部位的皮肤进行按摩或用力擦拭，可以轻轻擦去表面污物。患者失禁后，照护者要立即为患者清洁皮肤，必要时可使用皮肤保护膜，预防污物浸渍皮肤。

（2）加强营养支持：营养不良、营养摄入不足与压疮的进展有密切关系。医护人员对有压疮风险的患者进行全面营养评估，筛查出有营养不良风险的患者，制订和实施个性化营养护理方案。合理的膳食不仅可以增强皮肤组织修复能力，促进创面愈合，还可以改善患者营养状况，增强抵抗力。

（3）变换体位：体位变换可以使压力重新分布或间歇性减轻局部皮肤组织受压。经常翻身可以减少患者身体受压部位承受压力的时间和强度。翻身频率与患者的活动能力和皮肤耐受度有关，最好每两小时翻身一次，如果患者的皮肤仍然出现红斑，可适当提高翻身频率。照护者在协助患者翻身时，要应用恰当的翻身技巧或借助辅助装置，尽量避免拉、拖等动作，减少摩擦力和剪切力对患者皮肤的影响，变换体位后要及时观察患者皮肤情况。

（4）正确摆放体位和选择合适的支撑垫：照护者在协助患者完成翻身后需要合理地为其摆放体位，并放置合适的支撑垫。长期卧位患者应尽量选择30°斜侧卧位，可以使用 R 形垫（图 5-30）或枕头支撑。

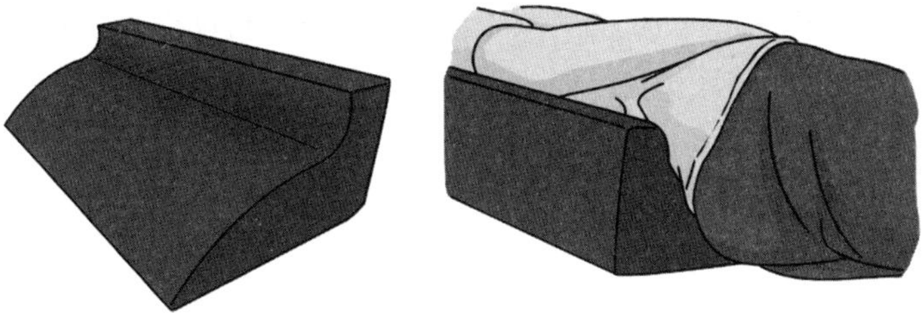

图 5-30　R 形垫

除非病情需要，ALS 患者应避免长时间抬高床头超过 30° 和保持半坐卧位。如果患者必须取上述两种体位，照护者可先摇高床尾至一定高度，再摇高床头，避免在患者骶尾部形成较大的剪切力。若没有条件摇高床尾，可在其臀部下方垫一软枕，如图 5-31。

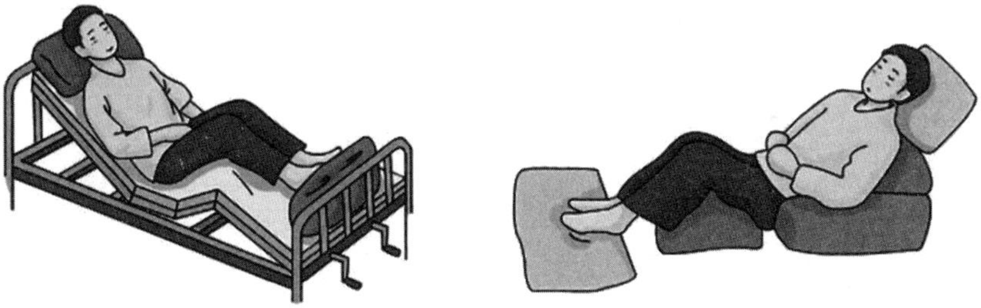

图 5-31　半坐卧位

足跟是压疮的第二高发部位，患者应充分抬高足跟，照护者可在患者小腿下方垫一软枕，使足跟"漂浮"，如图 5-32。

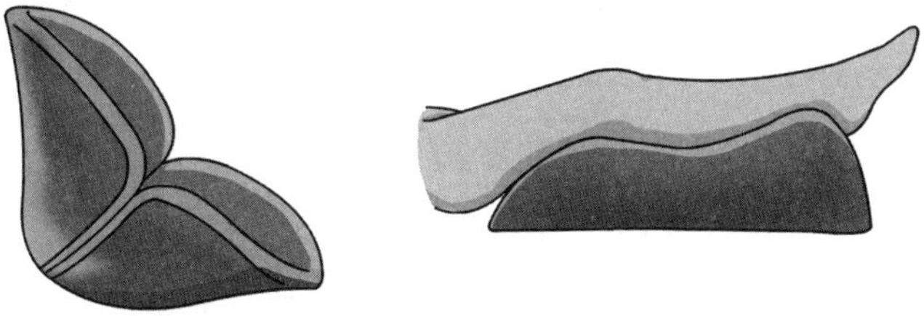

图 5-32　预防足跟压疮

患者在使用轮椅时，可将座椅靠背向后倾斜 30° 或使用支撑物，如在腰部使用靠垫,在轮椅座位面使用减压垫。照护者应协助患者采用正确的减压方法,如有意识地转移重心(身体向前或侧方倾斜)、使用辅助器具或在他人辅助下间歇站立、上抬手臂等。

三、排泄的护理

(一)排尿的护理

照护者需要协助卧床的 ALS 患者在床上排尿,并在护理的过程中及时观察其排尿的过程有无异常,若有异常,请患者及时就医。

1. 帮助男性 ALS 患者在床上使用小便器

(1)首先在患者的腰部下方垫上一次性尿垫或防水布,避免弄脏床单。

(2)把患者的阴茎完全放入小便器的接尿口内,并把小便器固定在其双腿之间。如果患者能够侧卧,可以让患者自己拿着小便器排尿。

(3)患者排尿结束后,有时候还会流出少许尿液,所以,照护者在拿走小便器时应用卫生纸包住患者的阴茎,然后再帮助患者清洁会阴部。

2. 帮助女性 ALS 患者在床上使用小便器

(1)在患者的腰部下方垫上一次性尿垫或防水布,避免弄脏床单。要注意,女性小便时,尿液容易洒出来,弄脏床单和被子。

(2)让患者双膝伸直,略微张开双脚。放置小便器,使其边缘可以接触到患者尿道口与肛门之间的位置,按住小便器,使其充分接触患者身体,然后再略微抬起一点。

(3)纵向折叠卫生纸,放在患者会阴部的前面,防止尿液飞溅,同时引导尿液流向小便器。这样还可以保护患者的隐私。

(4)当患者排尿结束后,清洁其会阴部,按从尿道口到肛门的方向擦拭。照护者可以戴上手套,用热毛巾擦拭。

3.更换纸尿裤

（1）患者采取侧卧位，双手握住床的护栏。为了在更换纸尿裤的过程中保护患者的隐私，应该在患者的腰部盖上毛毯。照护者先为患者取下污染的纸尿裤，并且将其卷起来。照护者还应该观察一下排泄物的情况，如排泄物的颜色、气味、形状等，若有异常，应联系医生处理。

（2）照护者用温热的湿毛巾为患者擦拭会阴部、臀部及肛门部位。须注意，按从前向后的顺序擦拭。

（3）用干毛巾将患者体表残留水分拭干。同时，还要观察患者下半身皮肤是否有压疮的迹象。

（4）患者保持侧卧位，照护者将新纸尿裤横向卷起约一半，置于患者臀部下方。

（5）患者采取仰卧位，照护者将新纸尿裤卷起的部分展开，并将患者腰部和臀部下方的纸尿裤均匀地铺好。

（6）照护者为患者裹好纸尿裤，利用两侧的纸尿裤侧边压住纸尿裤。压住后用胶带固定。注意大腿根部不可勒得过紧。

新的纸尿裤穿戴要点为纸尿裤的上端对齐肚脐，纸尿裤的中心对齐臀部中心（图5-33）。为患者换好新的纸尿裤后，及时将房间通风换气。

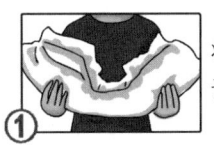

① 将纸尿裤摊开后对折拉松，让纸尿裤呈凹槽弧形

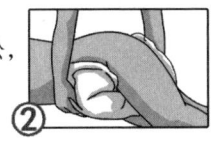

② 协助患者翻身，呈侧卧姿势，抽出用过的纸尿裤，将新尿裤穿过胯下

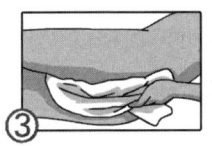

③ 以"尿湿显示"为中线，后片上端对齐肚脐，调整至前后等高

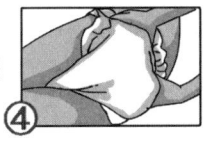

④ 整理并摊开尿裤后片，包覆于臀部，再协助患者翻回平躺姿势

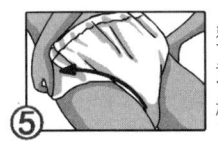

⑤ 整理并摊开前片，请注意保持纸尿裤中部的凹槽弧形，不要刻意拉平

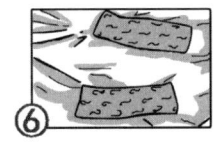

⑥ 先固定两侧下方胶带，微微向上拉；再贴上方胶带，微斜向下拉

图5-33　更换纸尿裤

4. 尿潴留的护理　尿潴留是指尿液大量留存在膀胱内而不能自主排出。尿潴留出现的原因若属于机械性梗阻，应对症处理；若属于非机械性梗阻，可采取以下护理措施，以解除患者的痛苦。

（1）提供隐蔽的排尿环境，并请无关人员回避。适当调整治疗和护理时间，使患者安心排尿。

（2）调整体位和姿势。酌情协助卧床患者采取适当体位，如帮助卧床患者略抬高上身或坐起，尽可能使患者以轻松的姿势排尿。

（3）诱导排尿。利用条件反射，如听流水声或用温水冲洗会阴，诱导患者排尿。

（4）热敷、按摩。这种方法可帮助患者放松肌肉，促进排尿。如果患者病情允许，照护者可用手按压患者膀胱以协助其排尿。切记不可强力按压，以防膀胱破裂。

（5）若发现患者情绪变化，应及时安慰患者，帮助其消除焦虑和紧张。

（6）引导患者养成及时、定时排尿的习惯，指导患者自我放松的正确方法。

（7）若条件及病情允许，可利用针灸的方法，刺激患者排尿（须由医护人员操作）。

（8）若使用上述方法均不能缓解，须及时就医实施导尿术。

5. 尿失禁的护理　尿失禁是指尿液不受意识控制而不自主排出。失禁的病因复杂多样，当发现尿失禁时，对患者的生活援助应及时跟进，采取相应的措施，如果应对错误，症状会更加恶化。若患者在家中，照护者可以应用接尿装置接取尿液，减少尿液刺激皮肤。对女性患者，可用女式尿壶紧贴外阴部接取尿液，对男性患者，可用尿壶接取尿液，也可用阴茎套连接集尿袋接取尿液，但此方法不宜长时间使用，每天须定时取下阴茎套和尿壶，清洗会阴部和阴茎，并将局部暴露于空气中。

（二）排便的护理

1. 帮助卧床 ALS 患者使用便器

（1）确保便器清洁无破损，在冬天可事先用热水对便器进行加温，然后再铺垫卫生纸，避免患者受凉。在患者臀部下方事先放好防水垫。

（2）让仰卧位的患者配合抬起腰部，以便放入便器。如果患者无法自主抬起腰部，可以在患者臀部下方放入一块方巾，再把方巾的两头绑在照护者的左手臂上，照护者一边用力抬起绑着方巾的手臂，帮助患者抬起腰部，一边用右手往患者的臀部下方插入便器。如果患者实在无法抬起腰部，可以让患者取侧卧位，然后在其臀部位置放好便器，再让患者恢复仰卧位。要确保患者的臀部正好对着便器，其肛门位于便器开口部分的正中间。老年女性会在排便的同时排尿，所以照护者应该在其会阴部放卫生纸，以防止尿液飞溅。

（3）让患者的膝盖弯曲一定的角度，并且在患者的下半身盖上毛毯。以保护患者的隐私。

（4）患者排便结束后，照护者先取出便器，然后帮助患者清洁会阴部，从前向后擦拭。擦拭干净后，取走患者臀部下方的防水垫，帮助患者整理衣物，再帮助患者洗手。

2. 正确识别大便的形态　众所周知，大便的性状和质地与肠道健康有密切的关系。我们可以参考布里斯托大便分类法（图 5-34）来加以识别，从而判断肠道健康状况，判断患者是否存在便秘或腹泻的情况。

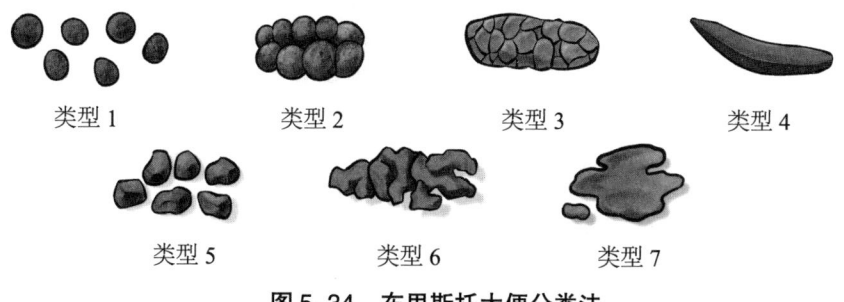

图 5-34　布里斯托大便分类法

3. **便秘的处理** 排便次数减少，每周少于3次，伴有粪便干硬和（或）排便困难的症状，称为便秘。便秘不仅影响患者的生活质量，也会增加患者出现焦虑、抑郁的概率。当患者出现此种情况时，应当及时给予护理。

（1）合理调整饮食：适当增加饮水量及膳食纤维摄入量。具体而言，患者可以适当多吃一些蔬菜与水果（如芹菜、韭菜、苹果、香蕉等），也可以将精细的米面主食（如米饭、面条、馒头等）更换为粗粮（如玉米、白薯、糙米等）。

（2）适当增加运动量：在保证安全的前提下，患者可适当增加一些舒适和缓的运动，如散步、打太极拳等。

（3）提供适当的排便环境：为患者提供单独隐蔽的环境及充裕的排便时间，以消除其紧张情绪，保持心情舒畅，利于排便。

（4）选取适宜的排便姿势：患者在床上使用便盆时，除非有特殊禁忌，最好采取坐姿或抬高床头，利用重力作用增加患者腹内压，以促进排便。在病情允许时，患者可前往卫生间排便。

（5）进行腹部顺时针按摩：在患者排便时，照护者可用手在患者腹部沿结肠解剖位置顺时针按摩，以促使降结肠的内容物向下移动，并可增加腹内压，进而促进排便。此外，照护者用指端轻压患者肛门后端也可促进其排便。

（6）遵医嘱给予口服缓泻剂：可使患者粪便中的水分含量增加，加快肠道蠕动，加速肠内容物的运行，进而起到导泻的作用。

（7）使用简易通便剂：常用的有开塞露、甘油灌肠剂等。其作用机制主要是软化粪便，润滑肠壁，加快肠道蠕动，促进排便。

4. **简易通便法**

（1）关门窗，保护患者隐私，并注意保暖。

（2）协助患者取左侧屈膝位，暴露臀部。

（3）患者臀下铺一次性尿垫。

（4）排尽开塞露（或甘油栓）内气体，润滑导管前端；分开患者臀部，暴露肛门，左侧卧位，并适度垫高臀部。将开塞露（或甘油栓）轻轻插入肛门内，固定；轻轻挤压药液，并观察患者反应，拔出开塞露（或甘油栓）。

（5）嘱患者平卧，尽可能忍耐 5~10 分钟后再排便。

5. 通便时的注意事项

（1）灌肠动作要轻柔，注意保暖，尽量少暴露患者肢体，防止感冒。

（2）在灌肠过程中，若溶液流入受阻，可移动药液位置，检查有无粪块阻塞。

（3）在灌肠过程中，若患者有便意，嘱其做深呼吸。注意观察病情变化，若发现患者脉搏变快、面色苍白、出冷汗、剧烈腹痛、心慌气急，应立即停止灌肠，让患者休息。

（4）在冬季，宜将甘油栓用 40℃温水预热后使用，避免过凉刺激。

6. 粪便嵌塞及处理　粪便嵌塞是指粪便持久滞留堆积在直肠内，坚硬不能排出，常发生于慢性便秘的患者。便秘未能及时解除，粪便滞留在直肠内，水分被持续吸收，而乙状结肠排下的粪便又不断加入，最终使粪块变得又大又硬，不能排出，发生粪便嵌塞。患者有排便冲动，腹部胀痛，直肠肛门疼痛，肛门处有少量液化的粪便渗出，但不能排出粪便。当患者出现此种情况时，需要就医处理，具体处理方法如下。

（1）早期可使用栓剂、口服缓泻剂来润肠通便。

（2）必要时先行油类保留灌肠，2~3 小时后再做清洁灌肠。

（3）人工取便通常在清洁灌肠无效后进行。具体方法为照护者戴上手套，将涂了润滑剂的食指慢慢插入患者直肠内，触到硬物时注意其大小、硬度，然后机械地破碎粪块，一块一块地取出。操作时应注意动作轻柔，避免损伤直肠黏膜。操作中若患者出现心悸、头昏，须立刻停止。

（4）患者及照护者要了解有关排便的知识，照护者应协助患者建立合理的膳食结构，建立并维持正常的排便习惯，防止便秘的发生。

7. 腹泻及处理　腹泻是指正常排便形态改变，频繁排出松散稀薄的粪便，甚至水样便。对于腹泻患者的护理，应注意以下几点。

（1）查明病因，若发生肠道感染，应遵医嘱给予抗生素治疗。

（2）卧床休息，减少肠道蠕动，注意腹部保暖。对于不能自理的患者，应及时提供排便帮助，消除其焦虑、不安的情绪，使之达到身心充分休息的目的。

（3）调理膳食，鼓励患者少量多次饮水，可酌情给予淡盐水，饮食以清淡的流质或半流质食物为宜，避免油腻、辛辣、高纤维食物。严重腹泻时可暂禁食，并及时就医。

（4）防止水和电解质紊乱，按医嘱给予止泻剂、口服补液盐或静脉输液。

（5）注意保护皮肤完整性，每次便后用软纸轻擦肛门，温水清洗，并在肛门周围涂专门护肤油膏（如鞣酸软膏、皮肤保护剂等）以保护局部皮肤。

（6）密切观察病情，记录排便的性质、次数、量等，注意有无脱水指征，对于病情危重者，注意监测生命体征变化并及时就医。

（7）粪便异味及脏污的衣裤、床单、被套、便盆均会给患者带来不适，因此，要协助患者更换衣裤、床单、被套，并进行清洗或沐浴，使患者感到舒适。清洗干净便盆后，将其置于易取处，以方便患者取用。

（8）患者及照护者要了解腹泻的相关知识，平日注意饮食卫生、家居卫生，养成良好的卫生习惯。

8.排便失禁及处理　排便失禁通常被定义为个体在至少3个月内不受控制地排便。虽然有的患者可能达不到排便失禁，但由于其排便次数增加或者大便性质稀薄，患者及照护者也应该注意以下几点。

（1）调整饮食：建议避免摄入咖啡因、柑橘类水果（如橘子、橙子等）、辛辣食物和含酒精的饮料，因为这些食物可以起到软化大便的作用。

（2）养成正确的排便习惯：对于直肠有感觉的患者，建议只要出现便意，就应尽快如厕，不要忍着；对于直肠感觉减退的排便失禁患者，建议即使在没有便意的情况下也要有规律地去厕所尝试排便，一天两次（如早餐和晚餐后30分钟）。

（3）照护心理：排便失禁的患者常觉得紧张和窘迫，感到自卑和忧郁，期望得到理解和帮助。照护者应尊重和理解患者，给予心理安慰与支持，帮助其树立信心，配合治疗和护理。

（4）保护皮肤：在床上铺一次性尿垫，每次便后用温水洗净肛门周围及臀部皮肤，保持皮肤清洁干燥。必要时，肛门周围涂鞣酸软膏以保护皮肤，避免破损感染。

（5）摄入水分：若无禁忌，保证患者每天摄入足量的水分。

（6）保持清洁：保持床褥、衣服清洁，室内空气清新，及时更换脏污潮湿的衣裤、床单、被套，定时开窗通风，除去不良气味。

9. 失禁性皮炎的早期预防及处理　当排便失禁难以治疗且处理困难时，患者易发生失禁相关性皮炎，可以通过适当的皮肤护理来预防和减轻。

（1）失禁性皮炎的好发部位及表现：失禁性皮炎主要发生于会阴部、骶尾部、臀部、腹股沟、男性的阴囊、女性的阴唇、大腿的内侧及后部。其主要表现为皮肤出现红斑、红疹、浸渍、糜烂，甚至剥脱，伴或不伴有感染。

（2）使用皮肤保护剂预防失禁性皮炎：皮肤保护剂是用来保护皮肤远离过度潮湿、尿液和粪便的产品，包括皮肤保湿剂和弱酸性皮肤保护剂。主要作用是中和排泄物的弱碱性，或通过提供不透明或半透明的屏障，来预防尿液和粪便中水和生物性刺激物的渗透导致的皮肤破裂。基于皮肤保护机制的不同，将常用的皮肤保护剂归纳为如下几类（图5-35~图5-40）。

粉剂类皮肤保护剂可以减少皮肤间的摩擦，并能吸收一些尿液和粪便中的水。这类保护剂包括爽身粉、滑石粉、松花粉、造口护肤粉、六一散等。造口护肤粉是伤口湿性愈合敷料的特殊剂型，含有亲水性粒子，与水作用产生胶膜，能阻隔粪便对皮肤的浸渍，同时能活化白细胞及巨噬细胞，发挥自体清创的功能，清除细菌的毒素产物和细胞碎屑，减少粪便对皮肤的化学刺激与炎症反应，预防肛周皮肤破损。

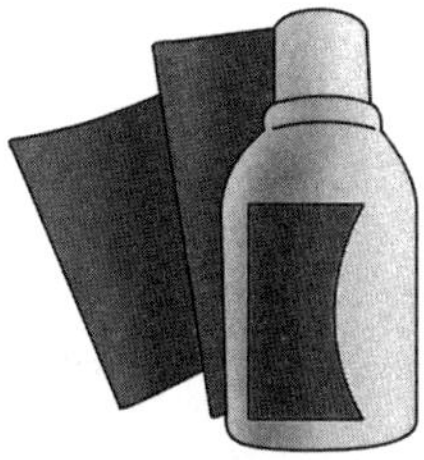

图5-35　粉剂类皮肤保护剂

油剂类皮肤保护剂含有的营养成分可以增强皮肤的营养和抵抗力，并且在局部外涂后，可即刻形成一层保护膜，使尿液和粪便不易浸渍皮肤，避免皮肤损害，减少皮肤摩擦。这类保护剂包括山茶油、菜籽油、甘油、芝麻油、二甲硅油、液体敷料等。

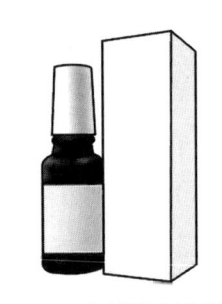

图 5-36 油剂类皮肤保护剂

膏剂类皮肤保护剂的黏着性有利于药物持久作用，外用能在皮肤表面形成一层保护膜，阻断尿液和粪便中所含的有害物质对皮肤的侵害。这类保护剂包括鞣酸软膏、湿润烧伤膏、烫伤膏等。膏剂的优点是使用方便，患者依从性好。

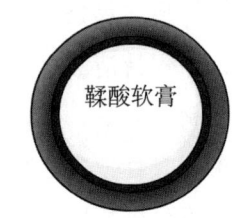

图 5-37 膏剂类皮肤保护剂

透明、超薄敷料类皮肤保护剂具有高潮气通透率，使水蒸气能更快穿透薄膜，不透细菌，可防止外界细菌侵入；同时具有良好的防水特性，可以有效隔绝尿液和粪便对肛周皮肤的浸渍。

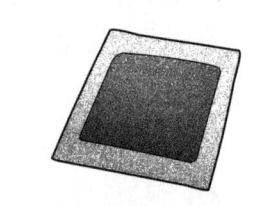

图 5-38 透明、超薄敷料类皮肤保护剂

抗生素类皮肤保护剂主要通过抑制细菌内蛋白质的合成过程而抑制细菌繁殖。这类保护剂包括红霉素软膏、庆大霉素软膏等。

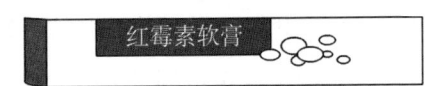

图 5-39 抗生素类皮肤保护剂

无痛皮肤保护膜喷洒在皮肤的表面后可形成无色、透气的薄膜，该膜可防水、防摩擦，氧气能渗透至膜下，膜下的水蒸气和二氧化碳通过该膜挥发，能有效阻隔尿液和粪便对皮肤的浸渍，避免细菌感染，便于反复擦拭。使用无痛皮肤保护膜后，患者感觉舒适，局部皮肤无紧绷、牵拉等不适感，操作简单、无不良反应，是排便失禁患者皮肤保护的理想选择。

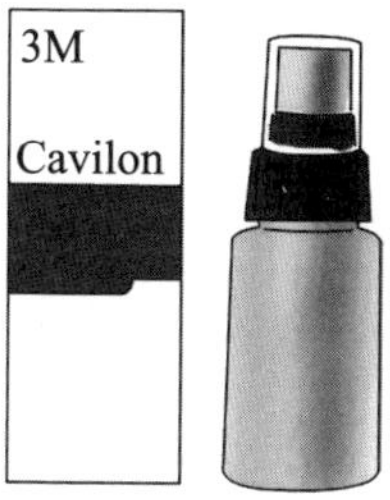

图 5-40　无痛皮肤保护膜

（3）进行凯格尔运动（图 5-41）：患者收缩盆底肌 10 秒，即做用力收缩肛门的动作 10 秒，慢慢放松，休息 5~10 秒，再次重复收缩动作，同时要放松腹肌正常呼吸；每组 10~20 次；每天进行 3~5 组练习。需要特别注意的是，患者在收缩肛门括约肌时，腹部肌肉不要发力，照护者可以将手放在患者腹部进行检查。有些排便失禁的患者在试图忍住排便的冲动时，往往会腹部肌肉发力。腹部肌肉的收缩可能会导致腹内压力增加，而这实际上是在帮助排便。

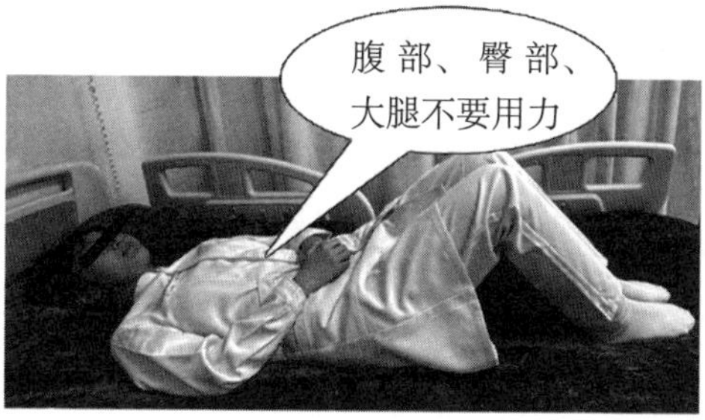

图 5-41　凯格尔运动

（4）尝试使用卫生棉条：国外已有相关不同型号医用肛门塞可用于排便失禁患者，对于控制排便失禁是有益的。肛门塞是指插入肛门并保留在直肠内的肛门插入装置。但国内相关产品较少，可选用女性月经期间使用的卫生棉条（图 5-42）作为替代品。

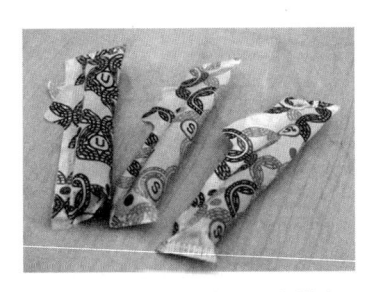

图 5-42　不同型号卫生棉条

卫生棉条主要适用于直肠感觉减退的患者，因为大多数直肠感觉正常的患者无法忍受直肠区域的异物感。然而，也有一些直肠感觉正常的患者能够忍受，并在使用过程中没有太大的不适。因此，只要能够持续使用，且不会产生任何无法忍受的心理或身体不适的患者都可以使用卫生棉条。我们在使用时要注意卫生棉条具有不同型号，要选择适合患者的型号。

第三节　营养管理与进食护理

吞咽困难是 ALS 最主要的症状之一，最终可影响大多数患者。能量摄入和能量消耗的平衡紊乱是 ALS 患者营养不良的主要原因。自主进食困难、代谢高、呼吸功能障碍和吞咽困难会导致患者营养状况恶化，并增加窒息的风险。ALS 患者处于稳定的高代谢状态，机体代谢率增高，能耗增高，而咀嚼肌、喉肌或舌肌无力又导致进食困难，造成营养摄入受限，不能摄入足够的热量和水。这些情况同时或单独发生均可导致营养摄入量低于机体需要量，从而造成体重减轻。因此，患者的营养管理和进食护理至关重要。

一、经口进食的管理与护理

（一）是否可以自己经口进食？

患者和照护者可以通过简单的吞咽功能检查和平时进食的表现来判断患者是否出现吞咽困难。

1. 吞咽功能的判断方法　我们可以采用饮水试验进行吞咽功能的评估，此试验由洼田俊夫在1982年提出。分级明确清楚，操作简单。

（1）具体方法：协助患者尽量取端坐位，对于无法端坐的患者，需要将床头抬高至少30°，指导患者饮用30 mL温开水，尽量一次性咽下。在患者接触杯口时，使用秒表计时，记录饮水的时长、是否一次吞咽即可将水咽下（若不是一次，记录吞咽的次数）及有无呛咳发生。

（2）评估程度：分为1级~5级，共五个等级。

1级（优）：可一次喝完，无呛咳。

2级（良）：需要超过两次吞咽才能将水咽下，但无声音嘶哑或呛咳。

3级（中）：只需一次吞咽即可将水全部咽下，但伴有声音嘶哑或呛咳。

4级（可）：需要超过两次吞咽才能将水咽下，同时伴有声音嘶哑或呛咳。

5级（差）：吞咽过程中不断咳嗽，很难将30 mL水完全喝完。

（3）结果判定：结果分为以下三种。

正常：1级（5秒之内咽下）。

可疑：1级（5秒以上咽下）或2级。

异常：3~5级。

对于结果可疑的患者，我们可以通过改变饮食性状等方法来预防误吸。对于结果异常的患者，需要临床医生进一步判断，来确定患者是否可以继续经口进食。请出现问题的患者及时就诊，照护者不可强行喂食，以免发生呛咳、误吸。

2. 吞咽困难的临床表现　当患者出现以下表现时，警惕患者的吞咽功能已经出现了问题。主要表现包括咀嚼和吞咽困难、进食饮水出现呛咳、一口的进食量减少、进食启动延迟、吞咽时间延长、口腔内有残留食物、流涎等。

（二）经口进食什么食物？

1. 均衡饮食　《肌萎缩侧索硬化诊断和治疗中国专家共识2022》在营养管理中提出，在患者能够正常进食时，应选择均衡饮食，在患者出现吞咽困难时，宜选择高蛋白、高热量饮食，以保证营养摄入。

（1）高蛋白食物：蛋白质的补充以瘦肉、鸡蛋、牛奶等动物蛋白为主，同时注意补充谷氨酰胺，10 g/天，以促进蛋白质合成。在家中，患者可以多进食鸡蛋、瘦肉、鱼、虾、牛奶等食物。

（2）高热量食物：高热量就是高碳水化合物，可以选择干果、淀粉含量高的蔬菜（如土豆、白薯、芋头等）、全麦或谷类面包。高卡路里的饮料也可以帮助供给热量，如奶昔、牛奶及100%果汁等。患者可能由于肌无力而不愿排尿，或由于吞咽困难出现水摄入不足，奶昔既可以增加热量，又可以增加水摄入量。若发生便秘，可适量增加摄入膳食纤维，如芹菜、菠菜，促进胃肠蠕动。

2. 根据病情调整食谱

（1）为ALS患者"储蓄营养"。以患者喜好为主，不用忌口，可以通过网络学习烹饪技巧。在患者吞咽功能正常时，早餐可选煎牛排、牛奶加香蕉搅拌、米粥、蔬菜粥，也可以自制鸡蛋煎饼（小米面、米粉、鸡蛋做成糊，加黄油或奶酪，夹煎鸡蛋、生菜、泡菜）。在患者刚开始出现吞咽困难时，可将鸡蛋涂在煎饼上，不加黄油或奶酪。对于吃半流食或流食的患者，可用鸡蛋、牛奶、蛋白粉、膨化麦片或婴儿米粉，一起打碎饮用。鸡蛋煮成溏心，以免噎住患者（如果担心胆固醇高，可以多吃蛋清）；自制酱牛肉等熟食能减少味精用量。少吃猪肉，尽早适应吃牛肉。可用鲜椰汁等天然饮品代替饮料或啤酒。表5-3为ALS患者参考食谱。

表 5-3 ALS 患者参考食谱

时间	内容	食物
7:30	水 300~350 mL	加灵芝粉、灵芝孢子粉、鲜蜂王浆或蜂胶等
8:00	早餐 300~350 mL	将淮山药粉、薏米粉、芡实粉、茯苓粉、百合、麦片、黑芝麻及各种杂粮熟粉一起熬成糊，越稠越好，加蛋类 2 只、牛奶 500 mL、红枣 2~3 枚、核桃 1 个、枸杞 3~5 粒，搅拌成匀浆
9:30	药 30~50 mL	常规用药
10:00	营养液 250 mL	蛋白粉等营养品
11:00	酸奶 250 mL	自制酸奶
13:00	午餐 300~350 mL	炒菜、馒头（或米粉），用汤搅拌成浆 炒菜：多样青菜加牛肉（或鱼、海参等高蛋白食材，去筋） 拌饭用的汤以牛肉鲫鱼汤为例：牛肉 6~7 两，用清水泡 2 小时，多次换水；鲫鱼 1 条去腥线，过油先将牛肉冷水下锅煮，撇去浮沫，煮至汤清亮，放入鲫鱼，再撇去浮沫。放入生姜、红枣，小火慢炖 2.5 小时以上。出锅前半小时放入半板阿胶。出锅前 15 分钟放盐。只取汤。亦可用鸡、鸭、甲鱼等煲汤
15:00	果泥 300~350 mL	果泥（多种水果加水搅拌成浆，连果肉一起管饲） 尿量少时可选择银耳汤、梨汤或西瓜汁
17:00	营养液 250 mL	蛋白粉等营养品
19:00	水 300~350 mL	水加阿胶粉，或银耳汤、梨汤
20:00	晚餐 300~350 mL	同午餐
21:30	药 30~50 mL	常规用药

（2）患者大量出汗易引起电解质紊乱，要及时补充水分，可在水中加入少量食盐和葡萄糖，低钾的患者要补充钾。

（3）按照食物性味归经表，主要选取性平食物。尽量不吃寒凉和易生痰的食物。

（4）在患者需要增加热量时，除了增加进食量，我们还可以改变食物的烹饪方式，使同样的食物由于烹饪手法的改变而有更高的热量，从而使患者在保证机体需要热量的同时，可以吃较少量的食物。如 100 g 水煮鸡蛋的热量为 151 kcal，而 100 g 坚果油煎鸡蛋热量为 209 kcal。对于其他食物，也可以采用这样的方法，举例见表 5-4。

表 5-4　改变烹饪方法举例

放弃这样的做法	尝试这样的做法
水煮鸡蛋	坚果油煎鸡蛋
新鲜苹果	苹果拌奶酪
水煮白薯	拔丝白薯
全麦面包	全麦面包涂奶酪或黄油
牛奶	与喜欢的水果一起打成奶昔
燕麦片	可与牛奶、蜂蜜等搅拌

3. 饮食禁忌　ALS 患者应尽量少食或不食一些富含谷氨酸、天冬氨酸、丙氨酸的食品，包括味精、鸡精或其他辛辣的调味品，以及方便面等食品。研究发现，这些食物中的氨基酸可能与运动神经元病的发病有关，可引起神经系统有毒物质堆积，特别是自由基和兴奋性氨基酸的增加，可损伤神经细胞而致病。因此，应避免食用。

（三）进食中预防误吸的方法

《肌萎缩侧索硬化诊断和治疗中国专家共识 2022》在营养管理中提出，对于咀嚼和吞咽困难的患者，应改变食谱，进食软食、半流食，少食多餐；对于肢体或颈部无力的患者，可调整进食姿势和用具。

1. 食物的选择　需要选择吞咽困难食品。吞咽困难食品是指通过加工（包括但不限于粉碎或添加增稠剂、凝固剂等食品调整剂）制成的符合吞咽困难人群经口进食要求的特殊食品。

（1）选择吞咽困难食品的策略：①降低固体食品的咀嚼难度，使吞咽困难患者少次咀嚼或无须咀嚼即可吞咽食物；②减缓流体食品的流动速度，使吞咽困难患者有足够的时间协调吞咽肌群的收缩和舒张，及时封闭呼吸通道和打开食物通道，以免误咽或误吸；③改变固体食品的质地或调整液体食品的黏度，以保障患者的进食安全，保证患者充分地摄取食物和水分，进而避免吸入性肺炎及营养不良风险的出现；④减少各种感染的发生。

（2）吞咽困难食品的制作应遵循以下原则：①将较硬的食品打碎搅拌，使其变软，如土豆泥、果泥等，可便于患者咀嚼和吞咽；②在液体（如水、饮料、果汁、牛奶等）中加入食品调整剂，以增加食物的黏稠度，降低食物在咽和食管中流动的速度；③避免固体食物和液体食物混合在一起食用，如馄饨、面片汤，还应避免让患者同时进食固体食物和液体食物；④食物应质地均匀、光滑、易聚集，可用汤匙舀起，通过口腔的简单处理即可形成食团，易吞咽，不易在口咽部残留或被误吸。

2.进食的安全体位　进食的基本姿势应该是全身略微前倾，颈部前屈，餐桌的高度适当（餐桌的高度位于肚脐的位置），患者最好能够坐在吃饭专用的椅子上。采用坐姿便于食物顺利地从口腔经过食管进入胃部，所以，患者只要能够坐起来，就应该尽可能采取坐位或半坐位进食。在坐在床上采取半坐位进食时，照护者可以将枕头或倾斜的靠垫垫在患者的腰部，让患者在床上也能够支撑起上半身，保持正确的姿势用餐。

无法坐立者，一般至少采取身体与床面呈30°的仰卧位，头部前屈，肩部用枕头垫起。若患者病情允许，鼓励患者独立进食，可减少误吸的发生。

3.口腔及咽部清洁的重要性　正常人每两分钟左右会自然吞咽一次，把口腔及咽部分泌物吞入食管。进食后，若口腔及咽部有残留物，患者会有异物感，会将残留物反射性咳出并清除。而吞咽困难者口腔及咽部的感觉和反射差，唾液无法进入食管，易导致进食后误吸，引起呼吸道感染。因此，进食前后的口腔与咽部清洁有助于吞咽困难者预防呼吸道感染。分泌物异常增多的患者在进食前，需要清理口腔及咽部分泌物，在进食过程中，若分泌物影响吞咽，也需要清理，以保证进食过程顺畅。

4. 照护者协助患者进食的方法

（1）照护者的姿势：在协助 ALS 患者进食的过程中，照护者应当坐在椅子上，并处于与患者的视线相同高度或略低于患者视线的位置，从下方或侧面将食物慢慢地送到患者的口中。如果从患者视线的上方将食物送入患者口中，很容易引起误吞。如果照护者站着协助患者进食，患者就会向上抬头，从而无法维持颈部前屈的姿势，并且会让患者感到不安。另外，从正面协助患者进食容易让患者感到紧张。因此，照护者应该与患者并排，斜坐在患者旁边协助其进食。

（2）协助患者进食的注意事项：对于饮水试验评定结果为可疑或异常的患者，在协助患者进食时，照护者应先取 1/3 勺食物送至患者舌根，然后让患者吞咽，若患者能顺利咽下且无呛咳，可将食物增加至 1 勺，在协助患者进食时，不做任何治疗或交谈，以避免患者注意力分散而引起呛咳。每次进食完成后予 20~50 mL 温水，以达到冲洗口腔的目的。

5. 进食的辅具　患者在进食时，可选择合适的辅具，以减轻进食负担，如表 5-5 所示。

表 5-5　进食辅具

辅具	适用	图例
左手勺/右手勺	适用于手臂无力、不能使用普通勺和筷子进食的患者	
防滑碗	碗底部有吸盘或防滑垫圈，适用于不能自己扶碗的患者	
碾蒜器	将烹饪好的食物放进碾蒜器碾碎，浇上菜汁，既可以保持食物的原汁原味，又便于患者吞咽	
榨汁机	选择带有汁渣分离功能的机器为吞咽困难的患者制作果汁，分离出的果汁没有粗纤维，可减少呛咳的发生	

续表

辅具	适用	图例
食物料理机/破壁机	选择刀具质量比较好的食物料理机制作匀浆膳/流食，防止堵塞管道	
喂饭用具	一般选用 20~50 mL 注射器进行管饲。在橡胶塞处涂抹香油，增加润滑度，以增加使用次数。患者使用的碗和水杯选用微波炉适用的材质。购置一个大小、深度适宜的托盘，把水、食物、注射器等一次性准备妥当，方便卫生	

二、留置 PEG 管的管理与护理

PEG 是在内镜辅助下使用非手术方法经皮建立进入胃腔的通路，主要进行肠内营养输注或进行姑息性胃肠减压治疗。该方法目前已成为肠内营养输注的首选方法，美国胃肠病学会把这种方法作为不能经口进食但需要长期供给营养的患者的首选方法。

（一）PEG 适应证

当患者出现明显吞咽困难、体重下降、脱水，或存在呛咳、误吸风险时，应尽早行 PEG，可以保证营养摄取，稳定体重，延长生存期。建议 PEG 应在肺功能检查发现 FVC 指标降至预计值 50% 以前尽早进行，否则需要评估麻醉风险，且需要在呼吸机支持下进行。

（二）PEG 患者术前准备

1. 患者需要术前 6 小时内禁食，术前 2~3 小时内禁水。
2. 如果造瘘区域皮肤有毛发，可能会干扰手术，所以需要进行术前备皮。

（三）造瘘管护理

1.PEG 术后不能马上进食，术后 24 小时后方可进行肠内喂养。

2.严密观察造瘘口处有无渗漏，若出现渗漏，要增加换药次数。如果消毒、换药后，渗漏感染仍不能得到控制，应及时就医，遵医嘱使用抗生素治疗。同时，术后 10 天内不应拔除导管，否则有发生腹膜炎的可能。

3.要妥善固定导管（图 5-43），防止扭曲、弯折、牵拉、拖拽。为防止粘连，术后 24 小时后，需要旋转 PEG 导管一周。这一操作每周至少重复一次，但每日最多一次。PEG 术后两周左右，窦道形成，之后可不用再旋转管路。

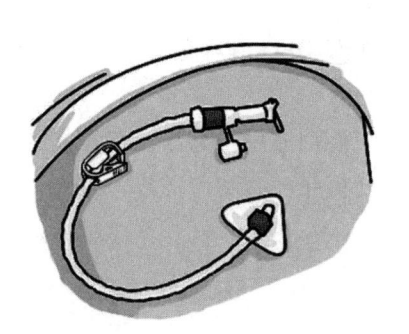

图 5-43　PEG 导管固定

4.PEG 导管采用内垫和外垫固定。外垫可调节松紧，固定过松易导致造瘘口处渗漏而引发感染；固定过紧易引起患者疼痛不适和胃壁组织缺血。一般在 PEG 术后两天内固定较紧，以压迫胃壁，防止出血及渗漏。对于长期置管的成人患者，后期建议外固定装置应与皮肤保持 0.5 cm 间距，可避免内外固定装置间张力过大，以减少缺血、坏死、感染等问题的发生。

5.PEG 导管的最长使用期限为一年，应定时到医院更换导管。

（四）局部伤口的消毒方法

1. 住院期间由医护人员进行局部伤口的换药，在使用安尔碘皮肤消毒剂或络合碘消毒液进行局部消毒后，将纱布覆盖于造瘘口处。

2. 伤口形成窦道后，照护者可使用安尔碘皮肤消毒剂或络合碘消毒液进行局部消毒，消毒后充分晾干，不再使用纱布覆盖。也可每日使用清水或肥皂水对造瘘口周围的皮肤进行仔细有效的清理，使用棉签彻底清除皮肤碎屑。将造瘘口局部皮肤完全暴露于空气中，直至皮肤干燥。注意观察造瘘口周围皮肤是否出现红肿、瘙痒等情况，以便能够及时进行处理。

3. 同时使用肥皂水对连在患者身上的管路接头部位进行清洗，以便能够将残留物进行彻底清除，并将其暴露于空气中，直至干燥。

4. 在沐浴时，避免淋湿造瘘口，以确保造瘘口干燥清洁。沐浴后，局部可用安尔碘皮肤消毒剂或络合碘消毒液消毒，消毒后充分晾干。

5. 若造瘘口出现疼痛、红肿等不良情况，可使用2%过氧化氢溶液对造瘘口进行清洗；若造瘘口出现肉芽生长，可使用10%氯化钠溶液予以局部消毒。

（五）营养液及药物的管饲

1. 避免在使用过程中发生堵管　堵管发生的原因主要是食物未经过严格处理，食物残渣堵塞导管。因此，为了避免发生堵管意外，照护者在护理时应注意以下几个方面的问题。

（1）营养液的浓度不能过高，如果营养液过于黏稠，可以加水稀释后再进行灌注。

（2）每次喂养前后以30~50 mL温水冲管。持续滴注时，每四至六小时用30 mL温开水冲管一次。

（3）尽量使用液体药物，在使用固体药物时要充分研磨或溶解，注意配伍禁忌，分开注射。药物（特别是抗酸药）不应与营养液一同输入。

（4）一旦发现堵管，应立即用 20 mL 注射器抽取温开水 20~40 mL 反复冲管注意，不要用 1~10 mL 的注射器冲管，以免造成导管出现裂缝、断裂。若冲管无效，请及时就诊，切忌自行使用导丝疏通导管，应由医护人员进行操作处理。

（5）妥善固定，按时更换管路。每半年到一年更换一次 PEG 导管，可有效预防堵管的发生。

2. 保证营养液不受污染

（1）配置营养液时要保持清洁，照护者操作前务必要进行手部清洁。

（2）配置过程中所使用的厨房用具要确保清洁，必要时定期消毒。

（3）营养液应现用现配，已开启的液体应放入 4℃ 冰箱内冷藏，保存时间不能超过 24 小时。

（4）如果营养液需要持续泵入，营养袋须每天更换。

3. 正确输注营养液

（1）营养液的输注应遵循由少到多、由慢到快、由稀到稠的原则。术后 24 小时后开始从 PEG 导管注入 50 mL 温水，四小时后，若患者无明显不适，可开始注入营养液。营养液的量从 100 mL 到 300 mL，逐渐加量。输注速度一定要慢，不要一下全部推入，避免快速推注导致患者胃部不适。

（2）自制营养液应选择易消化吸收的食物。

（3）在输注营养液时，应适当加温，避免刺激胃肠道。天气寒冷时，尤其需要注意营养液的温度适宜。

（4）可将床头抬高 30°~45°，以防止胃内容物反流或被误吸，并在肠内营养结束后尽量保持床头抬高 30~60 分钟。

（六）并发症的观察、预防和护理

1. 造瘘口感染

（1）观察：术后造瘘口处出现局部红肿、压痛、脓性分泌物，或患者出现发热，且生化检查提示白细胞升高，要高度怀疑造瘘口感染。

（2）预防和护理：患者沐浴时应避免淋湿造瘘口，保持局部清洁干燥。沐浴后，局部使用安尔碘皮肤消毒剂或络合碘消毒液消毒；造瘘口周围还可使用2%过氧化氢溶液清洗，再用0.9%氯化钠溶液清洗，然后涂氧化锌软膏保护，或给予10%氯化钠溶液局部湿敷。必要时就诊，遵医嘱应用抗生素治疗和局部换药。

2. 造瘘口渗漏

（1）观察：可见造瘘口周围有液体渗出，可能与腹壁受导管牵拉而引起造瘘口扩张有关。此外，体重减轻、内固定器移位或破裂、腹压升高、胃残余量增加等也可以导致造瘘口渗漏。

（2）预防和护理：避免过度牵拉导管，预防便秘，治疗咳嗽，控制胃残余量。必要时，可到医院调整内固定器或更换导管，更换导管时勿使用更粗的导管，以免扩大窦道，导致渗漏加剧。同时，可在造瘘口局部适当地使用氧化锌软膏外涂以保护皮肤。

3. 胃肠道并发症——恶心、呕吐

（1）观察：常由营养液输注过多、过快引起。

（2）预防和护理：注射方法有滴入法和推入法两种。营养液的量应以递增方式注入，每次鼻饲前要回抽胃残余量，若胃残余量大于100 mL，应考虑营养液不耐受。每天总量一般由500 mL逐步过渡到2000 mL，分四至六次平均注入，每次至少间隔四小时，每次注入时间为15~20分钟。根据患者的适应情况来决定是否调整输注的速度。对于胃排空不良及消化功能差的患者，可给予促胃肠动力的药物及消化酶制剂，当胃残余量大于100 mL时，暂停输注营养液。当出现恶心、呕吐等症状时，应暂停输注营养液，必要时可遵医嘱给药。

4. 胃肠道并发症——腹泻、腹胀

（1）观察：常与营养液的配方和输注方法有关。

（2）预防和护理：使用正确的输注方法是防止腹胀、腹泻发生的重要措施，注意营养液温度保持在37~40℃；当由输注方法不当（如推注或滴注过快或浓度过高等）引起腹胀、腹泻时，可减慢输注速度或暂停输注12~24小时。若营养液乳酸和脂肪过多，渗透压过高，不易吸收，可遵医嘱根据患者情况更换营养液。另外，长期大量使用广谱抗生素易使肠道菌群失调，注意不要擅自服用抗生素，应在医生指导下正确使用。

三、留置鼻胃管的管理与护理

（一）留置鼻胃管的适应证

拒绝或无法行 PEG 的患者可采用鼻胃管鼻饲，以维持营养。

（二）留置鼻胃管的护理方法

1. 定期维护

（1）定期更换：通常情况下，留置的鼻胃管需要定期更换，一般是每四至六周更换一次。若发生堵管或管路脱出，应及时进行更换。

（2）妥善固定，避免脱管：根据使用胶布的性质，应每一至两天更换一次胶布，同时要检查鼻部有无压疮等皮肤损伤情况，再次固定鼻胃管时要适当调整位置，避免局部长期受压。每次喂食前注意观察体外鼻胃管长度有无改变。建议使用弹性胶布固定鼻胃管，裁剪和固定的具体方法有两种。

方法一（图 5-44）：如图正确裁剪，将"人"字形胶带上端粘贴于患者鼻翼处，撕除一侧离型纸，在鼻翼处塑型，并由下至上缠绕鼻胃管，末端反折。对侧同法。取 2 cm×9 cm 胶带，以高举平台法将延长管固定于患者同侧脸颊。

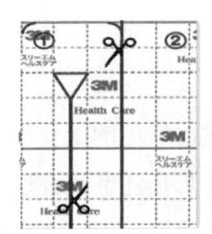

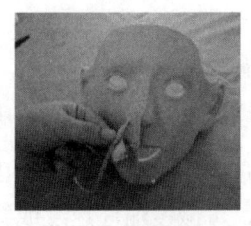

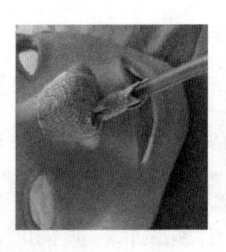

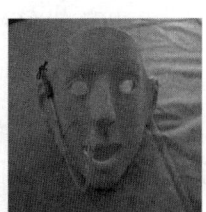

图 5-44　裁剪方法一

方法二（图 5-45）：如图正确裁剪，将"工"字形胶带上端粘贴于患者鼻翼处，并塑型，撕除下端离型纸，对鼻胃管进行缠绕固定，末端留出 0.3 cm 反折，便于移除。取 3 cm×8 cm 胶带，以高举平台法将延长管固定于患者同侧脸颊。

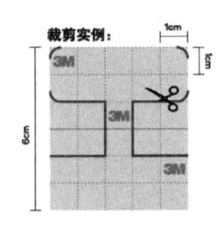

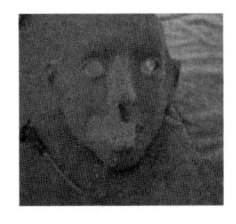

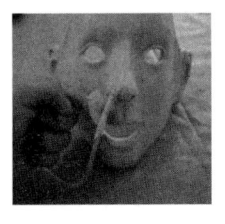

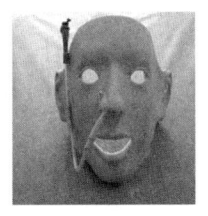

图 5-45　裁剪方法二

2. 鼻饲前确保鼻胃管的插入位置正确　在每次鼻饲前，除检查鼻胃管的插入长度有无改变外，最重要的是一定要确定鼻胃管是否在胃内，请使用以下三种传统方法进行判断（图 5-46）。

（1）将鼻胃管末端置于盛水的治疗碗内，无气泡逸出。

（2）于鼻胃管末端连接注射器，进行抽吸，可抽出胃液。

（3）将听诊器胸件置于患者胃区，使用注射器经鼻胃管向胃内注入 10 mL 空气，可听到气过水声。

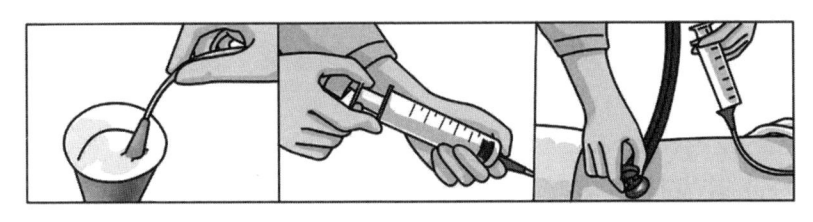

图 5-46　确定鼻胃管是否在胃内

在注入食物前，应先注入 20 mL 温水进行鼻胃管冲洗，未出现呛咳方可进行鼻饲。

3. 鼻饲的注意事项　在鼻饲过程中，我们需要注意食物温度、食物浓度、输注速度及床头高度,简称"四度",具体内容如下。

(1)温度:37~40℃较合适,以免冷热刺激引起患者胃痉挛,进而造成呕吐。

(2)浓度:浓度应从低到高。

(3)速度:应从慢到快。总鼻饲时间不宜少于20分钟,因胃的扩张需要一定的时间,若鼻饲速度太快,胃未得到充分扩张,易致反流,引起误吸。鼻饲饮食量<300 mL/次,过多易引起反流,每日鼻饲五至六次,以白天为主。

(4)高度:鼻饲时,患者头部抬高30°~45°(图5-47)是比较安全的鼻饲体位,可以防止其反流及误吸。鼻饲结束后,患者应保持半卧位30~60分钟,禁止翻身叩背,以免出现反流。

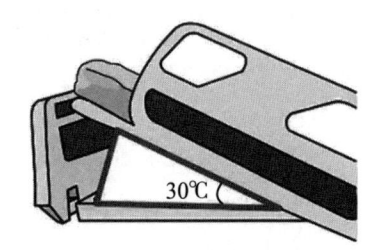

图5-47 床头抬高角度

4.输注营养液的注意事项

(1)营养液开启后24小时内有效。天气炎热时,剩余的营养液要放置在冰箱内冷藏保存,以免变质、污染。

(2)每次鼻饲后清洗输注管路和注射器,以热水冲洗。

(3)若为一次性塑料注射器,需要每日更换一个,玻璃注射器可以消毒后重复使用。

(4)在输注肠内营养液时,要遵循由少到多、由低浓度到高浓度的原则。

(三)并发症的观察、预防和护理

1.胃潴留

(1)观察:对于神志清楚、无沟通障碍的患者,可以询问其有无饱胀感。除此之外,可以测定患者的胃残余量,通过回抽胃液,观察其胃内有无残余营养液。

(2)预防与护理:使用注射器连接胃管末端,回抽测定胃残余量,观察有无胃潴留，当胃残余量 > 200 mL 时，应评估患者有无恶心呕吐、腹胀、肠鸣音异常等不适症状；若有不适，应减慢或暂停鼻饲，遵医嘱调整喂养方案或使用促胃肠动力药物。

2. 腹泻

（1）观察：注意记录患者腹泻频次，以及大便的色、质、量。

（2）预防与护理：对于营养液输注过快引起的腹泻，应减慢输注速度，有条件者可使用输注泵控制输注速度；对于营养液温度过低引起的低温型腹泻，应注意营养液温度，必要时可使用加温器。

3. 管路堵塞

（1）预防：每餐结束后，须用 20~30 mL 温开水脉冲式冲洗（即照护者以自己手掌大鱼际处间歇式推压的方法）喂养管；持续滴注时，应每四小时用 20~30 mL 温开水脉冲式冲管一次；每次给药前后和测定胃残余量后，应用 20~30 mL 温开水脉冲式冲管。

（2）堵塞处理：用 20~30 mL 温开水通过抽吸和脉冲式推注的方式冲洗喂养管；若冲洗无效，可使用 5% 碳酸氢钠溶液 20~30 mL 冲洗喂养管；若以上操作均无效，应及时就诊，由医护人员处理。

四、进食中误吸的识别和处理

临床中将误吸分为显性误吸和隐性误吸。显性误吸是指误吸发生后，即刻出现刺激性呛咳、气急，甚至发绀、窒息等表现。隐性误吸是指发生误吸时患者没有刺激性呛咳、气急等症状，但长期反复隐性误吸可导致慢性支气管炎、肺间质纤维化等病症。

（一）显性误吸的处理方法

1. 当发现患者误吸时，及时清理其口腔内的痰液、呕吐物。将患者头偏向一边，去枕，保持呼吸道通畅。若误吸的食物不能被及时咳出或吸出，患者应立即前往医院就诊，如图 5-48 所示。

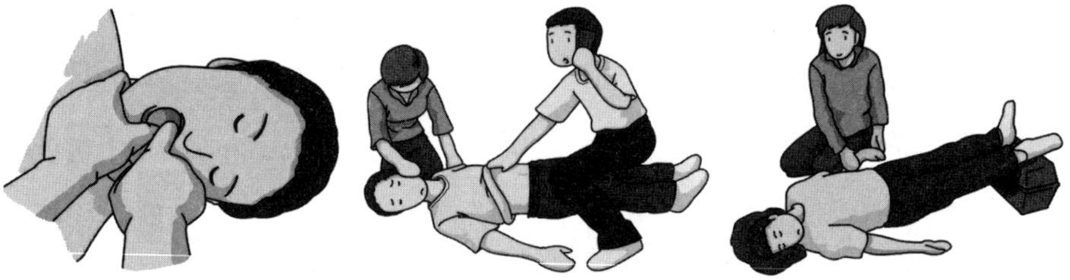

图 5-48　显性误吸处理

2. 若患者出现呕吐，应立即将患者体位摆放为头低脚高，并使用吸引器为患者吸取口腔和鼻腔中的呕吐物。当患者意识不清、牙关紧闭时，可通过面罩给氧，再借助开口器打开患者牙关进行吸引。

3. 若鼻饲过程中出现反流，须立即停止鼻饲，清理食物残渣。在吸痰时出现胃内容物，也要立即停止吸痰，让患者取右侧卧位，头低脚高，并尽快使用吸痰管吸出反流物。

4. 当患者在家中出现显性误吸时，照护者要正确对其进行救治。具体操作方法如下。

（1）对于清醒的误吸患者，应使用海姆利希手法（又称"腹部冲击法""海姆立克急救法"）。照护者双手从患者背后紧紧环抱其腹部，右手握拳，将左手的拇指扣在右拳的虎口，左手紧握右拳，双手置于患者肚脐之上，反复有力、有节律地急速向内、向上压迫其腹部，使患者气管中的异物被冲出，如图 5-49 所示。

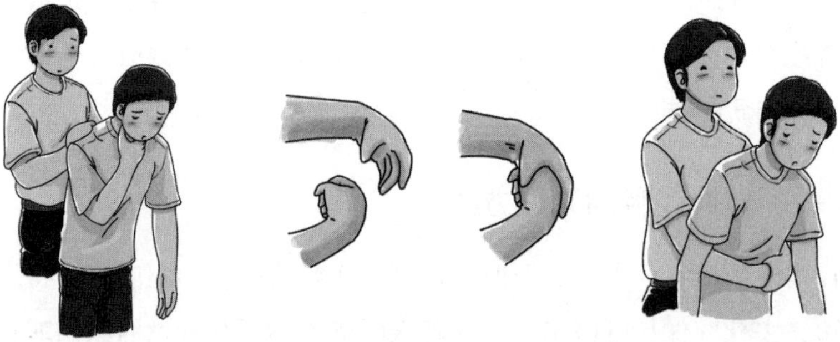

图 5-49　海姆利希手法

（2）对于已窒息昏迷的患者，应让患者取仰卧位，照护者跪在其大腿两侧，双手叠放，并用掌根部顶住肚脐稍上的位置，实施快而有节律的冲击性压迫，如图 5-50 所示。

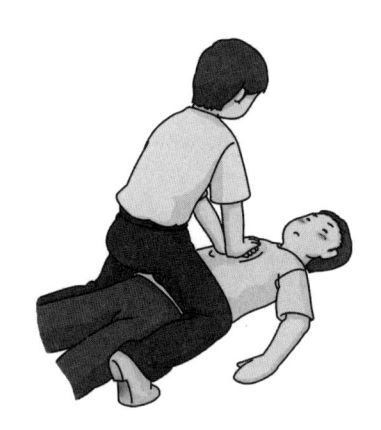

图 5-50　对已窒息昏迷患者的处理

海姆利希手法虽然有一定的效果，但也有可能带来一定的伤害，尤其对于老年人，因其胸腹部组织的弹性及顺应性差，容易导致损伤的发生，如腹腔或胸腔内脏破裂、撕裂及出血、肋骨骨折等。因此，在发生呼吸道堵塞时，应首先采用其他方法清除异物，在其他方法无效且情况紧急时才可使用该法。

（二）隐性误吸的症状观察、预防和处理

1. 症状观察　患者常表现为慢性咳嗽、咳痰，伴有发热，有些老年人仅表现为神志改变、精神状态变差、胃肠道功能障碍。

2. 预防和处理　详见"经口进食的管理与护理"。同时注意，老年患者常因失眠而服用镇静安眠类药物，在病情允许的情况下，可减少镇静剂、安眠药的使用。患有胃食管反流的老年人可服用促胃肠动力药物，以减少胃食管反流、胃潴留的发生。

第四节 呼吸的管理

一、呼吸功能的自我监测

ALS 患者在疾病早期多无呼吸系统的受累，但随着病情的发展，呼吸肌逐渐受累。呼吸困难是一个常见的症状，ALS 患者的呼吸困难是一个缓慢发生且逐渐加重的过程，早期患者的自觉症状并不突出，而且有时会与患者的焦虑症状混杂，照护者需要仔细观察患者是否出现端坐呼吸、晨起头痛、白天嗜睡或醒后精神差的情况。鉴于此，建议患者每三个月到医院复查一次呼吸功能。

若条件允许，患者可应用血氧饱和度监测仪监测夜间血氧饱和度的变化。若血氧饱和度小于 95%，及时到医院诊治。

当病情进展，患者自觉胸闷、憋气、感到空气不足、喘气困难时，我们可看到患者表现为呼吸费力，口唇及四肢末梢皮肤颜色苍白或发紫。当患者呼吸困难进一步加重时，可出现"三凹征"（吸气时胸骨上窝、锁骨上窝、肋间隙出现凹陷），呼吸频率变快，呼吸深度加大，节律不规则。若出现上述情况，则提示病情较重。若患者病情严重伴呼吸肌麻痹，自主呼吸困难，我们应尽早为其使用无创呼吸机辅助呼吸，必要时进行气管插管，给予有创呼吸机辅助呼吸。

二、有效咳嗽的方法

咳嗽是一种防御性呼吸反射，可排出呼吸道内的异物、分泌物，具有清洁、保护和维护呼吸道通畅的作用。ALS 患者可因延髓麻痹出现饮水呛咳、吞咽困难、咳嗽反射减弱、咳嗽无力等，引起会厌部唾液和痰液积存、食物或唾液进入气管后无力咳出，最终导致吸入性肺炎或窒息。有效咳嗽的方法简便易行，除了可以加强咳痰外，还可以在一定程度上保持患者的肺活量，适用于神志清醒尚能咳嗽的患者。照护者应对患者进行指导，帮助患者学会有效咳嗽的方法。

（一）促进有效咳嗽的主要措施

1. 改变患者姿势，使分泌物流入大气道内而便于咳出。
2. 鼓励患者做缩唇呼吸，即鼻吸气，口缩唇呼气，以引发咳嗽反射。
3. 在病情允许的情况下，增加患者活动量，有利于痰液的松动。
4. 双手稳定地按压患者胸壁下侧，提供一个坚实的力量，有助于咳嗽。

（二）有效咳嗽的步骤

1. 患者取坐位或半卧位，屈膝，上身前倾。
2. 双手抱膝，或在胸部和膝盖上放置一个枕头，并用双臂夹紧，深吸气后屏气三秒（图5-51）。

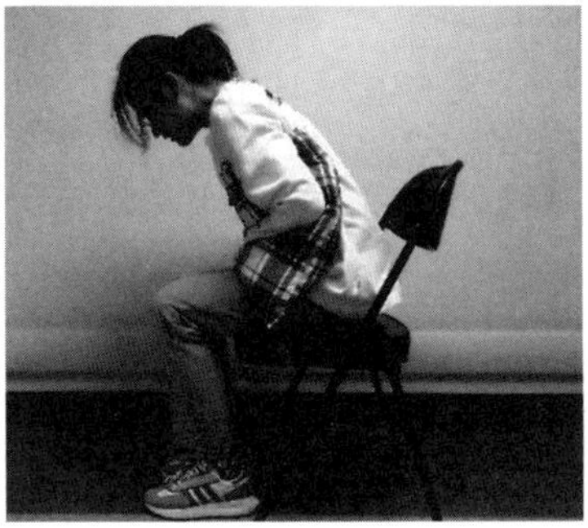

图 5-51　有效咳嗽

3. 患者腹肌用力，两手抓紧支持物（脚或枕头），用力做爆破性咳嗽，将痰液咳出。

三、叩击排痰法

叩击排痰法是指照护者用手叩打患者胸背部，借助震动，使分泌物松脱，进而排出体外。

（一）叩击排痰法的步骤

1. 照护者协助患者取坐位或侧卧位。

2. 照护者五指并拢呈弓形，用中等力量（以患者能承受为准），通过腕关节的屈伸，以40~50次/分的频率、由下至上、由外至内叩击患者胸背部，每次10~15分钟（图5-52）。

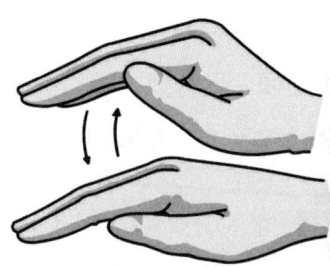

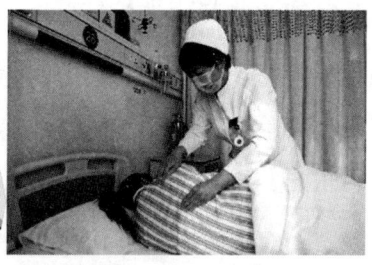

图5-52 叩击排痰法

3. 在叩击的同时，照护者指导患者深吸气后用力咳痰，嘱患者咳嗽时身体略向前倾，腹肌用力收缩，在深吸气后屏气三至五秒再咳嗽，重复数次。

4. 患者咳嗽后，我们应注意其心率变化、有无缺氧及呼吸音变化。如果患者心率增加20次/分，有喘息或缺氧症状，则应暂缓咳痰，并进行吸氧。

（二）叩击排痰法的注意事项

1. 叩击的时间和强度应根据患者的具体情况而定，应在饭前30分钟或饭后两小时进行。每天三至四次，每次10~15分钟。若痰多，可增加叩击排痰次数。

2. 由下至上、由外至内叩击，相邻的叩击部位应重叠1/3，叩击力量中等。

3.若患者咳嗽反应弱，可在患者吸气后给予刺激，如按压并横向滑动患者胸骨上窝的气管，刺激其咳嗽。

4.咳痰前可进行雾化吸入。

四、吸痰法

中晚期患者的呼吸肌无力更加严重，需要机械性辅助吸痰。吸痰法是指经口腔、鼻腔、人工气道将呼吸道的分泌物吸出的一种方法。在吸痰过程中，患者会有一定程度的不适感，因吸痰会刺激喉部和气管而引起呛咳。但患者不要过度紧张，只要配合得当，吸痰过程会很快完成，且在吸痰后，呼吸道会变通畅，患者自觉比吸痰前舒适。这项操作通常应由专业人员进行，如果必须由照护者实施，照护者一定要经过培训，确保其在操作过程中严格遵守无菌操作流程，避免增加感染的机会和造成不必要的损伤。患者居家时可以使用电动吸引器吸痰装置（图5-53），它利用负压吸引原理，通过导管（吸痰管）吸出痰液。

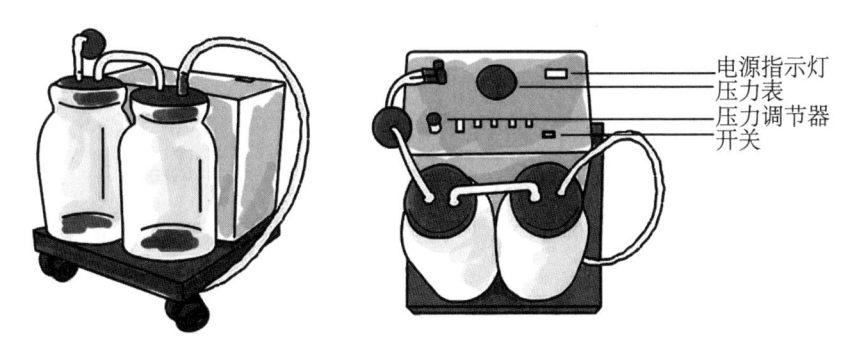

图 5-53 电动吸引器吸痰装置

（一）吸痰法的操作步骤

1.接通电源，打开开关，检查吸引器性能，调节负压。一般成人负压为 40.0~53.3 kPa（300~400 mmHg）。

2. 检查患者口腔、鼻腔，取下患者假牙。若经口腔吸痰有困难，可经鼻腔吸引；对于昏迷患者，可用压舌板或张口器帮助其张口。

3. 协助患者头部转向操作者。

4. 连接吸痰管，试吸少量温开水以检查吸痰管是否通畅，同时润滑吸痰管前端。

5. 吸痰时，照护者一手握住吸痰管末端，另一手持吸痰管前端，将其插入患者口咽部（10~15 cm），然后堵住吸痰管末端的孔洞，以产生负压，左右旋转并向上提拉吸痰管，每次吸痰时间少于 15 秒。

6. 退出吸痰管后，抽吸少量温开水，防止分泌物堵塞吸痰管。

7. 观察患者气道是否通畅，患者的面色、呼吸、心率、血压的变化，吸出液的颜色、性质和量。

（二）吸痰法的注意事项

1. 吸痰前，检查电动吸引器性能是否良好，连接是否正确。
2. 每次吸痰前应更换吸痰管。
3. 每次吸痰时间少于 15 秒，以防造成患者缺氧。
4. 插管时不可有负压，吸痰动作要轻且稳，以免损伤呼吸道黏膜。
5. 痰液黏稠时，可先进行叩击排痰、雾化吸入，以提高吸痰效果。
6. 当储液瓶内液体达 2/3 时，应及时倾倒，并进行清洗消毒。
7. 若患者为气管切开吸痰，则应先吸气管切开处，再吸口咽部。

五、无创机械通气的护理

无创机械通气是呼吸衰竭 ALS 患者的首选干预措施。它能够改善通气，消除呼吸肌疲劳，明显改善患者的睡眠障碍，且操作方便，可以显著延长 ALS 患者的生存期，提升患者的生活质量。

（一）选择和佩戴呼吸机面罩

1. 正确选择面罩　应根据患者的脸型和自主呼吸的方式选择面罩的类型和型号（图5-54）。佩戴前，应刮净患者面部胡须，保持其面部清洁，避免油脂过多。轻症患者可先试用鼻罩、鼻囊管或接口器。危重患者呼吸较弱，多用嘴呼吸，应选用口鼻面罩。如果患者面部小，而口鼻面罩大，则只能选用鼻罩。从预防漏气和患者舒适度方面考虑，口鼻面罩是最初上机患者的首选。老年患者或无牙齿患者口腔支撑能力较差，临床主张其用口鼻面罩。全口义齿的患者应当佩戴义齿，否则面罩容易漏气。全脸式面罩适合于鼻梁部皮肤损伤及眼鼻部漏气的患者。此外，国外也有患者使用头盔罩，可减轻对鼻梁处皮肤的损伤，但不利于人机协调，我国极少应用。

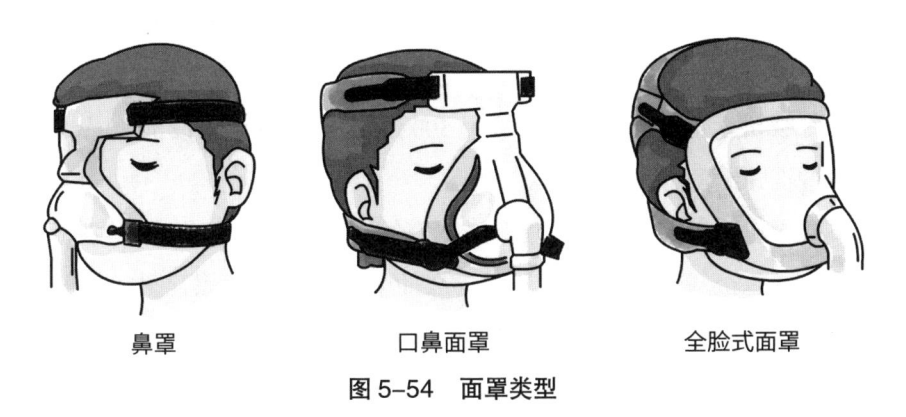

鼻罩　　　　　口鼻面罩　　　　　全脸式面罩

图5-54　面罩类型

2. 头带固定应松紧适宜　头带固定过松易导致漏气，过紧则影响面部血液循环。在患者病情允许时，可间歇应用，保证局部皮肤血液循环顺畅，且皮肤有休息的时间。长期使用呼吸机的患者需要使用鼻梁垫，预防鼻部压疮。

3. 选择合适的体位与连接方法　患者在治疗时可取半卧位或坐位，但均要使头、颈、肩在同一平面。头部略向后仰，可保持呼吸道通畅，亦可防止枕头过高使呼吸道变窄而阻碍气流通过，影响疗效。

（二）湿化排痰

1. 在使用呼吸机通气时，要保证气体充分湿化，以防呼吸道干燥；若没有保证湿化，易导致呼吸道分泌物黏稠、干结，不易排出，从而加重气道阻塞。每次治疗时，应将蒸馏水加至湿化瓶直立最低水位线以上。

2. 可定时采用超声雾化吸入，鼓励患者主动咳嗽、咳痰，并由照护者拍背，促进患者痰液排出。

3. 嘱咐患者在使用无创呼吸机时尽量使用鼻腔吸气，不张口呼吸，从而减少患者出现口干、咽痛、胃胀等不适，也可间歇断开呼吸机让患者饮水。

（三）对家用呼吸机管路进行消毒和维护

家用呼吸机不消毒或消毒不当都会造成细菌的滋生，增加感染的风险。

1. 呼吸机表面要保持清洁，每日应用 75% 乙醇溶液擦拭。

2. 呼吸机管道、面罩、湿化罐用 500 mg/L 有效氯溶液浸泡 30 分钟后，用清水冲洗晾干备用，每周一次。

3. 呼吸机后盖的过滤装置用来过滤空气中的浮尘，长期应用呼吸机时，每周应将黑色空气过滤棉取出清洗。若白色过滤棉完全变黑，则应取出更换新的过滤棉，以防止空气中的浮尘进入呼吸道。

4. 湿化瓶内的水必须每天更换。

5. 头带和下颌托带可定期清洗消毒。

（四）处理呼吸机漏气报警

漏气多是由患者所佩戴的面罩大小不合适或佩戴方法不当引起的。因此，在患者使用呼吸机的过程中，要经常检查是否存在漏气，并及时调整面罩的位置和头带松紧度。佩戴鼻罩时，使用下颌托协助口腔封闭可避免明显漏气。除此以外，呼吸机报警还可能是由于连接管路断开、没有连接氧源或电源。照护者应检查管路有无滑脱、打折、堵塞、泄漏，及时整理或更换管路；检查患者有无咳嗽、咳痰、情绪紧张、人机对抗，协助患者排痰；检查设备电源、氧源是否连接完好，蓄电池、氧电池是否电量充足。若以上检查均无误，但呼吸机仍报警，则应立即联系专业人员处理。

（五）避免发生面部皮肤破溃

长时间佩戴面罩或面罩的头带过紧，导致面罩压迫面部皮肤，易引起面部三角区皮肤缺血、坏死，表现为局部皮肤红、肿、破溃。为了减少压疮的发生，照护者可以在为患者佩戴面罩前在其鼻梁处放置保护贴、额垫、棉垫、纱布，或涂抹水胶体类和泡沫类敷料等；给予患者形状、大小合适的面罩，松紧度以头带下可插入一至两指为宜。以上方法可以大大减少皮肤损伤的发生。

（六）处理并发症

1. 口咽干燥、排痰障碍　口咽干燥、排痰障碍与患者总通气量过大而气体无法充分湿化、口腔内水分流失、痰液黏稠不易排出有关。在病情允许的情况下，鼓励患者多饮水，加强口腔护理，并注意有无口腔溃疡等并发症，确保正确加温湿化。指导患者主动有效咳嗽咳痰，由照护者定时为其翻身、叩背、排痰。咳嗽无力且痰液黏稠者，须进行雾化吸入治疗。

2. 误吸、吸入性肺炎　口咽部分泌物、反流的胃内容物或呕吐物误吸严重者可致窒息、呼吸衰竭。上机时，患者取头高位或半卧位。避免饱餐后或餐后一小时内使用无创呼吸机，及时清除口咽部分泌物。当患者出现呕吐时，应立即摘除面罩，可有效防止误吸，减少吸入性肺炎发生。

3. 憋气　呼吸衰竭患者多数存在呼吸困难，在原有治疗的基础上佩戴口鼻面罩，患者主观上对此很难接受，起初会有憋气的感觉，往往在首次应用无创呼吸机时会出现人机对抗。指导患者配合呼吸机进行呼吸，并针对患者主诉及监测指标的变化调节呼吸机的参数，采取相应的处理。

4. 胃肠胀气　胃肠胀气是最常见的并发症之一，主要原因有以下两点：一是在使用过程中，患者的自主呼吸频率与呼吸机频率不一致，产生人机对抗；二是在使用过程中，患者的呼吸方法不当或张口说话，导致气体直接由口腔进入胃肠。指导患者闭紧嘴巴，用鼻呼吸，减少吞咽动作。教会患者用手势、眼神、写字板等表达诉求，嘱其尽量不要在通气过程中讲话，若要讲话，应先摘下面罩。多项研究显示，若患者腹胀明显，可通过腹部按摩、胃肠减压、肛管排气、服用促胃肠动力药、热毛巾热敷等方式减轻症状。

5. 刺激性结膜炎　由鼻翼部漏气刺激双眼引起，临床上较少见。头带不宜过松，尽量选择组织相容性及密闭程度好的面罩。若有发生，可遵医嘱使用抗生素滴眼液滴眼。

六、有创机械通气的护理

当无创机械通气不能维持血氧饱和度 > 90%，二氧化碳分压 < 50 mmHg，或分泌物过多无法排出时，可以选择有创呼吸机辅助呼吸。在采用有创呼吸机辅助呼吸后，患者通常难以脱机。所以，有创机械通气的护理须完全依赖照护者。

（一）连接有创呼吸机

管路从送气（吸气）端口开始连接湿化器，通过集水器连接 Y 形管的一端，然后从 Y 形管的另一端通过集水器连接排气（呼气）端口，Y 形管的两端交会处连接患者的气管插管或者气管切开处导管。送气端口和排气端口都要连接呼吸过滤器。有创呼吸机如图 5-55 所示。

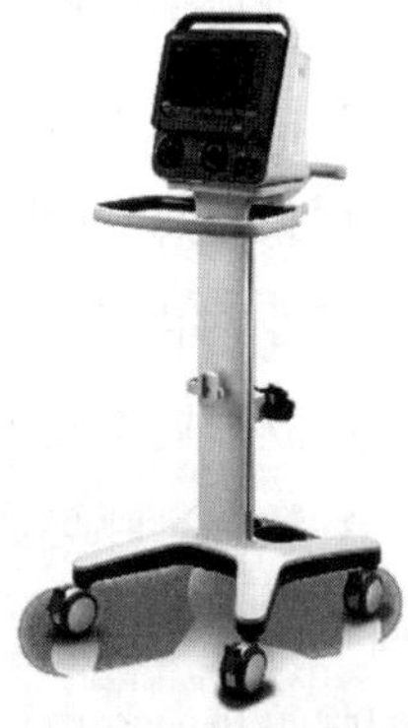

图 5-55　有创呼吸机

（二）观察病情

观察患者的意识状态、体温、血压、心率、血氧饱和度，以及呼吸频率、节律、深度，有条件者可使用监测仪（图5-56）监测患者的生命体征，以便随时发现患者的病情变化，及时就医。

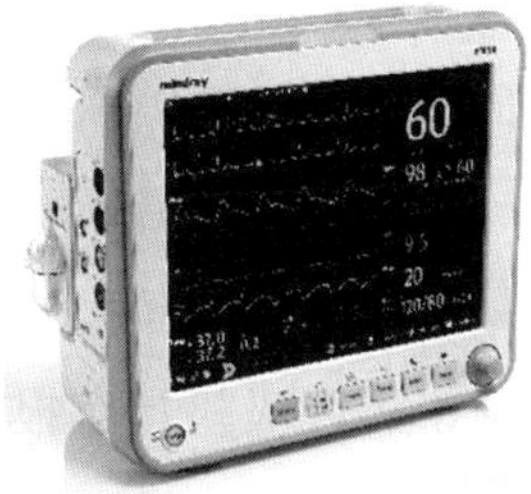

图 5-56　监测仪

（三）保持呼吸道通畅

1.气道湿化　有创机械通气易使呼吸道分泌物干结，影响通气效果。人工气道湿化不足可导致呼吸道黏膜干燥，形成痰痂，阻塞气道；湿化过度则会导致刺激性呛咳；同时，反复吸痰易引起气管痉挛、心律失常等并发症。所以，应注意调节湿化器的湿度，保持气道湿润，建议采用持续滴注的方式加注湿化水（即灭菌注射用水），每24小时更换一次输液装置及灭菌注射用水。若管壁内潮湿有液滴，且患者痰液稀薄，可顺利吸出，无频繁咳嗽、烦躁不安，说明气道湿化充足。照护者应注意及时清理呼吸机管路内的冷凝水。

2.雾化吸入　雾化吸入可以湿化气道，稀释痰液，帮助祛痰，改善通气。在进行呼吸机雾化吸入治疗前，照护者应为患者充分吸痰，并确保呼吸机管路通畅，无弯曲、打折或积水，及时清理呼吸机管路内的冷凝水。在进行雾化吸入治疗时，建议床头抬高30°~50°，有利于雾化药物的沉积。

3.及时吸痰　当患者咳嗽或有痰鸣音时，及时采用吸痰法吸出痰液，并观察痰液的颜色、性质和量。若痰液黏稠，应给予叩击排痰、雾化吸入稀释痰液后再吸痰。若痰液为脓性且痰量明显增加，或痰液稀薄且为血性，则提示病情发生改变，须及时就医。

（四）处理有创呼吸机报警

1.检查呼吸机报警原因。

2.检查管路有无滑脱、打折、堵塞、积水、泄漏，及时整理或更换管路，倾倒冷凝水。

3. 检查患者有无气道痉挛、痰液堵塞、紧张、人机对抗、咳嗽，及时为患者吸痰。

4. 检查设备电源、氧源是否连接完好，蓄电池、氧电池是否电量充足。

5. 若以上检查无误但呼吸机仍报警，则应立即联系专业人员处理。

6. 若呼吸机持续报警无法解决，患者的基本通气和血氧饱和度无法维持，应先断开呼吸机，使用简易呼吸器辅助呼吸，然后寻找并解除引起报警的原因或联系专业人员检修呼吸机。

（五）对有创呼吸机进行消毒维护

1. 每日用 75% 乙醇溶液擦拭呼吸机外壳（包括屏幕和支架）。

2. 每周更换一次呼吸机管路，一次性管路应丢弃。

3. 每周用 500 mg/L 有效氯溶液浸泡可重复使用的管路、呼吸机前管和湿化罐，并晾干。

4. 用肥皂或洗手液将压缩机过滤网清洗干净，晾干后重新使用。

（六）为气管切开伤口换药

1. 换药操作步骤

（1）观察患者气管切开（简称"气切"）处伤口是否有渗血及痰液，导管系带是否需要更换。注意气管导管的类型及材质，如单管或双管，塑料或金属材质。

（2）协助患者取平卧位或半卧位，头略后仰。

（3）在吸痰时，先吸气管切开处，再吸口咽部。

（4）使用气囊压力表测量气管导管气囊压力。

（5）更换原气管导管内套管，一手固定气管导管外套管，另一手持镊子或戴手套将内套管按照弧度方向取出，更换同一型号无菌内套管。

（6）用镊子撤去气管导管下旧 Y 形纱布，观察气切伤口皮肤情况。

（7）用无菌棉球对气切伤口及周围皮肤进行消毒，一个棉球用一次，进行半弧形消毒，消毒面积为切口周围15 cm，第一遍由外向内，第二遍由内向外。

（8）用镊子夹取无菌Y形纱布放在导管下面，开口处重叠，纱布应平整，令患者舒适。

（9）评估导管系带污染程度，予以更换，并检查其松紧度，以能伸进一指为宜，妥善固定。

（10）换药后，使用气囊压力表测量气管导管气囊压力。

（11）使用专用刷子在流动水下清洗气管导管内套管。清洗后，对光检查内套管是否清洁、有无痰液附着。将清洗干净的内套管完全浸没于装有消毒液的容器中，加盖浸泡至规定时间。

以下消毒方式任选其一：3%过氧化氢溶液，浸泡时间≥15分钟；75%乙醇溶液，浸泡时间≥30分钟；2000 mg/L有效氯溶液，浸泡时间≥30分钟。

消毒后，可使用0.9%氯化钠溶液、无菌水、蒸馏水或冷开水将内套管彻底冲洗干净，干燥后立即放回外套管内。

2. 换药注意事项

（1）严格执行无菌操作技术，接触患者的镊子不可直接夹取消毒棉球，每个消毒棉球只用于消毒一次，不可重复使用。

（2）根据切口分泌物的多少，适当增减换药次数，气切伤口处纱布每日更换两至三次，若有污染，应及时更换。

（3）操作过程中密切观察患者病情，若患者咳嗽明显，应停止操作，必要时给予吸痰，待症状缓解后再实施换药。

（4）观察污染纱布及伤口分泌物的颜色、性质，若有异常，应及时留取做分泌物培养及药敏试验。

（5）操作时动作要轻柔，减少对患者呼吸道的刺激，并避免导管脱出。

（6）随时检查导管系带的松紧度，若需要调整和更换，应由两人共同完成。

（7）在患者变换体位时应注意导管位置。

（七）测量气管导管气囊压力

人工气道所带的气囊起着重要的作用，包括固定气管导管防止其脱出，防止气道漏气和误吸，保证正压通气的有效完成。气囊充气压力应在 25~30 cmH$_2$O，若气囊压力低于 20 cmH$_2$O，误吸率明显上升、呼吸机相关性肺炎发生率增加；若气囊压力过高，如超过 30 cmH$_2$O，则会使气管黏膜缺血、坏死，甚至造成气管壁穿孔、破裂等严重并发症。所以，为保证气囊压力在合理范围内，须常规测量气囊压力。应每隔六至八小时重新手动测量气囊压力，每次手动测量时，充气压力宜高于理想值 2 cmH$_2$O。此外，照护者在为患者吸痰、翻身、护理口腔、鼻饲前后，一定要监测气囊压力，防止患者误吸。

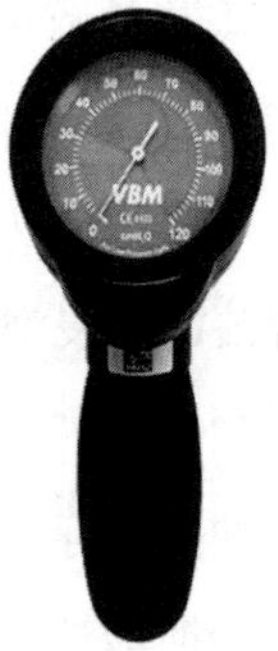

常用的测量气囊压力的方法有指触法和气囊压力表（图 5-57）测量法。指触法是判断者用手捏外露气囊，压力感觉以"比鼻尖软，比口唇硬"为宜。指触法的判断标准因个体感觉的不同而存在很大差异，

图 5-57　气囊压力表

因而无法准确判断气囊压力。建议使用气囊压力表科学测定气囊压力，指导气囊充气、放气，保证测量的准确性。在测量时，将测压管与气囊充气口连接，压力表显示的数值即为气囊压力，可通过挤压充气球或按压压力表上的排气阀对气囊压力进行调节。

（八）处理气管切开有创机械通气并发症

1. 误吸　鼻饲进食时，床头过低、患者咳嗽或翻身及胃液反流均会导致患者将胃内容物及口咽分泌物误吸入气管。部分患者误吸后会马上出现刺激性呛咳、呼吸急促，甚至发绀、窒息等表现，但也有部分患者会出现不伴咳嗽的隐性误吸。照护者应做好预防措施，防止误吸发展为吸入性肺炎。管饲前，应评估胃残余量，并确保气囊充气压力在正常范围内。管饲时，床头抬

高 30°~45°，并维持至管饲后 30~60 分钟。在患者咳嗽及翻身前应进行充分吸痰。

2. 切口感染　周围皮肤细菌及呼吸道分泌物是感染的主要原因，也是诱发下呼吸道感染的重要因素。照护者应观察患者生命体征及切口处皮肤情况，有无体温升高，切口处皮肤是否有红、肿、热、痛等情况，做好气管切开伤口处的换药及吸痰。

3. 气管肉芽肿形成　分泌物刺激或呼吸道反复感染会引起气管导管下端气管壁的反复炎症，形成肉芽肿，最终引起肉芽增生。若肉芽较小，可继续观察或进行药物保守治疗；若肉芽较大影响呼吸，则需要及时进行手术治疗。照护者应按时为患者进行气管切开伤口换药，在换药过程中，严格进行无菌操作，并及时为患者吸痰，清除呼吸道分泌物。

4. 导管堵塞　气道内痰痂形成及气道异物等会导致导管堵塞，进一步导致缺氧，甚至窒息。照护者应为患者加强气道湿化，进行雾化吸入，及时吸出其气管导管内分泌物，保证呼吸道通畅。

5. 气管食管瘘形成　气管食管瘘是由多种原因引起气管后壁损伤，进而形成瘘管，与食管相通，导致食物和分泌物进入气道，引起反复感染，并影响呼吸。气管内膜的机械性损伤、金属导管前端压迫是引起气管食管瘘的主要原因。其他原因还有气管黏膜反复感染、气管导管固定带固定不牢、气道湿化不足、频繁吸痰、气囊长时间压迫等。若患者出现气管内分泌物明显增多且呈唾液性状，则提示气管食管瘘形成，应及时就医。

6. 导管移位、脱出　这也是可能造成患者窒息的不良事件，导管可能会由于患者翻身、咳嗽、系带过松等原因移位或脱出。照护者应在为患者进行翻身、吸痰、伤口换药时，关注气管导管的位置，保证导管固定带松紧适宜，妥善固定，防止导管移位和脱出。

第五节　用药的护理

虽然目前仍缺乏能够有效阻止或逆转 ALS 进展的方法，但随着治疗研发人员的不断努力和科学技术的不断发展，美国 FDA 不仅批准了利鲁唑、依达拉奉用于 ALS 患者的治疗，还从基因疗法层面批准了托夫生这些药物，来帮助患者减轻病痛的折磨。因此，如果患者经济状况允许，应在确诊后尽早使用药物。在使用过程中，应密切观察药物可能产生的不良反应，若有不适，须及时咨询专业医护人员。

一、利鲁唑

在开始使用利鲁唑时，最常见的不良反应为疲乏、恶心和肝功能异常。对口服混悬液不耐受的患者可以选用片剂，可减少恶心和呕吐的发生。

1. 肝功能异常　使用利鲁唑后出现肝功能异常十分常见，所以肝功能及血清转氨酶异常的患者慎用此药。丙氨酸转移酶（alanine transaminase，ALT）的增高通常发生于利鲁唑治疗的前三个月内，其通常为一过性升高，且当治疗持续时，其水平在两至六个月内恢复至低于正常上限的两倍。如果 ALT 水平增加至正常上限五倍，须停药。所以，患者宜定期进行血液检测，包括血清转氨酶及血细胞计数（在治疗最初三个月内，须每月检测 ALT，在第一年，每三个月一次，此后每年一次）。

2. 其他不良反应　血液系统的偶见不良反应为贫血，免疫系统的偶见不良反应为速发型超敏反应、血管性水肿，呼吸系统的偶见不良反应为间质性肺病，循环系统的不良反应为心动过速，胃肠道反应常表现为腹泻、腹痛、呕吐，神经系统的不良反应常表现为头痛、眩晕、口周感觉异常、嗜睡。当患者出现头晕或眩晕时，建议其不要驾车或操作机器。

二、依达拉奉

用药期间最常见的不良反应为急性肾功能不全、肝功能异常、皮疹等，所以，须密切监测患者的血液指标，如肾功能、肝功能、凝血功能和血常规等指标。当出现异常时，及时通知医生，根据医嘱中止用药，并进行处理。

三、托夫生

目前，托夫生注射液需要由医生通过腰椎穿刺术鞘内注射。腰椎穿刺术后，患者需要去枕平卧六小时，保持伤口敷料清洁干燥，并多饮水。密切观察患者有无不适反应，若有异常，及时通知医生进行相关处理。

最后，让我们一起期待未来能够有更多的新药，可以给广大病友带来新的生机！

第六节　沟通交流的技巧

一、语言沟通

人类能够进化得比其他物种都迅速的一个非常重要的原因，是人类掌握了复杂的语言沟通技巧。良好的沟通能增进感情和信任，化解矛盾，解除误会。沟通对于普通人尚且重要，对 ALS 患者来说更是如此。照护者在与患者进行交流时，要注意以下事项。

（一）尊重患者

ALS 患者很容易出现自卑的心理，照护者要特别留意患者内心的感受。例如，把自己摆在和患者相同的位置，不要表现出你很厉害的样子，甚至要更加尊重患者。总而言之，多关心、鼓励患者是对待 ALS 患者最好的方法。

（二）开导患者

笑能使人自信，是医治疾病的良药。但是，许多患者患病后不相信这一点，时常陷入恐惧，难得一笑。笑不但能够治愈不良情绪，还能化解敌对情绪。因此，照护者应开导患者积极看待生活，保持良好的心态，微笑面对病魔。

（三）鼓励患者

陪伴患者时，照护者在言谈举止中应表现出自信和诚恳，从而得到患者的认同、信任和依赖，鼓励患者才易获得良好的效果。同时，照护者可时常向患者分享一些勇敢面对疾病、乐观生活、积极从事对社会有意义的工作的 ALS 患者的典型案例。

（四）学会倾听

心理健康与生理健康之间有着互相促进的积极关系。如果患者了解疾病的治疗过程，同时在心理上也得到照护者的支持和帮助，往往能更加乐观地面对生活。理查德·威莱尔认为，为了保证倾听的效果，我们要注意观察患者的动作、姿势、面部表情，注意与他们进行眼神交流。主动倾听是照护者与患者关系中的一个重要环节。我们不仅仅要用耳朵去听，还要用眼睛和感觉去"倾听"，我们通过"倾听"来感受彼此之间的情感交流。照护者必须允许和鼓励患者尽量说出自己的感受，并随时准备好在适当的时机将这些感受融入谈话当中，形成良好的互动。

（五）处理特殊情况

如果患者出现不能发声的情况，有可能是喉部肌肉痉挛导致的。痉挛性喉发声障碍是一种阵发性发作的喘鸣，通常仅持续几秒钟，由喉括约肌快速有力收缩引起，可能发生在任何时间，白天和晚上的发生率没有区别，常在患者处于仰卧位时出现。当患者出现痉挛性喉发声障碍时，我们可以通过以下操作帮助患者进行缓解：快速将患者上半身改为直立姿势，让其通过鼻子呼吸，重复做吞咽动作，通过嘴唇缓慢呼气。

当患者缓解后，我们可以考虑其是否存在以下诱发喉部肌肉痉挛的因素，如唾液或其他液体与喉部接触、胃酸反流、烟雾、强烈气味、情绪变化、乙醇、冷空气、辛辣食物，在以后的日常生活中要尽可能避免这些诱因。如果喉部肌肉痉挛发作频繁且非药物措施无效，患者可考虑遵医嘱定期使用苯二氮䓬类药；我们建议胃食管反流患者就诊，患者可遵医嘱采用抗酸治疗，也可考虑饭前和睡前服用促胃肠动力药，以减少胃食管反流的发生。

二、非语言沟通

由于病情的进展，ALS 患者逐渐不能自主呼吸。在患者戴着面罩应用呼吸机辅助通气时，或行气管切开、气管插管术后，我们能直观看到他们眼神流露出的情感。有些患者的肢体像被冻住了一样，不能活动，无法通过书写等方式表达自己的想法和意愿，最后只有眼睛能够活动，这往往造成患者与照护者在交流的时候出现重重困难。在这种情况下，我们往往需要采取非语言沟通的方式和患者进行交流，及时提供辅助沟通的设备，也就是不用患者说话，照护者借助工具或仪器来了解患者的想法，以满足患者的需求，最大限度地让患者参与日常生活活动，保持生活质量。

（一）正确使用呼叫装置

有条件的患者家中可以安装呼叫器，患者无须四处寻找照护者，有事可以一键触动无线呼叫器。家里安装显示屏主机，或照护者携带腕表式移动信息机，即可显示患者的呼叫信息，以便照护者迅速给予帮助。

（二）利用交流卡片完成日常需求的交流

当患者肢体不能活动，但眼睛可以移动时，照护者可以制作一些卡片，最好彩色打印，贴在患者和照护者方便看见的地方，如卧室衣柜门等，方便患者和照护者交流。制作和使用方法如下。

1. 与患者有关的物品尽量归类放置在固定位置。

2. 观察患者目光停留处的与其有关的物品，患者想表达的需求一定与这些物品有关。

3. 照护者提问，患者眨眼表示"是"，不眨眼则照护者继续往下问。

例如，患者表示有事情——根据患者眼神询问"看的是架子吗？"——对架子上的物品逐一询问——确定是在看遥控器——是否需要开空调（温度要调高一些吗？）——通过眼神确认，得出结果。

（三）使用眼控仪

眼睛被誉为心灵的窗口，它是信息加工过程中最重要的信息输入系统。如今，科学技术日益发达，眼控仪为有沟通障碍的患者提供了一种全新的解决方案。通过眼球控制和使用电脑，使失语又不能动弹的 ALS 患者重获新"声"。更重要的是，通过眼睛在电脑上面打字，患者能清楚有效地与照护者沟通，照护者再也不必通过东猜西猜的交流方式去理解患者想表达的意思，避免因误解造成的一些不必要的差错。患者的心理更加放松、释然，同时这样也能减轻照护者的照护负担。

1. 什么是眼控仪　眼控仪是一种能够跟踪测量眼球位置及眼球运动信息

的设备，在视觉系统、心理学、认知语言学的研究中有广泛应用。

2.眼控仪的原理　眼动追踪是通过测量眼睛注视点的位置或眼球相对头部的运动而实现对眼球运动的追踪。眼动的本质是人注意力资源的主动或被动分配，选择更有用或更有吸引力的信息。随着科技的发展，眼控仪通过视线追踪技术来控制电脑，成为帮助ALS患者和外界沟通的工具。现在的眼控看护系统已经发展到了患者无须佩戴任何东西在身上，只需要将头部与眼控仪保持在30~80 cm就可以操作。

使用电脑辅助沟通工具降低了患者和他人沟通的难度，避免由沟通有误带来的问题，同时可以增加生活的信心和乐趣。通过电脑欣赏音乐、影视，浏览照片，收发信息，可以增添乐趣，调节心情，延缓病情发展，甚至有的患者使用电脑沟通工具进行写作，发表文章，出版书籍，继续实现人生价值。所以，根据患者自身条件，尽早使用电脑沟通辅具，对ALS患者的身心健康是非常重要的。

（四）使用新型辅助沟通设备与技术

1.语音银行　随着ALS病程的进展，患者的语言表达功能也在逐渐丧失，为了留住患者独特的生物身份——声音指纹，语音银行被创办。语音银行需要患者使用连接互联网的计算机，在安静的环境中使用高质量的麦克风进行录音，需要1600个以上的短语样本来建立足够大的数据库，这些语音片段可以重新排列组合，创建出个人独特的合成语音。对已经出现言语功能减退的患者来说，录制大量的短语样本依旧需要付出很大的努力，所以，ALS患者要在语言功能减退前做好是否采用语音银行的决定。

2.信息银行　每个人在说话时，都是在通过语气、音量、语调和重音等要素表达多层信息，声音还表达了我们的情绪（惊喜、开心、绝望、悲伤等）。所以，在语音银行的基础上，信息银行应运而生，其可以生成自然语音特征的韵律，更好地表达患者的情绪及语音、语调等。

3. 可穿戴人工喉　这是由清华大学的科研团队发明的一种可穿戴的皮肤状超敏感人造石墨烯喉咙，又称可穿戴人工喉，它将声音/运动检测和声音发射装置集成单个设备，不同的人体动作，甚至微小的喉咙运动，均能被检测到，并被转化为不同的声音，如"OK"和"NO"。这些石墨烯声学系统因体型小和重量轻而可穿戴，给患者带来了"声"的希望。

刘洪、王旭、梁青鑫、隗佳珺、王晖　编写
郭爱敏、罗永梅、周宝华　审阅

第六章　运动神经元病的家庭康复护理与生活秩序重建

在ALS患者的居家照护中，康复护理与药物及手术治疗在时间上同步进行，在方法、技能上不断增多和深入。在确诊后，患者及照护者就要有意识地将康复护理融入治疗与生活中，为患者带病延年并有好的生活质量提供保障。患者和照护者要走在ALS前面，对疾病的治疗、康复、护理、辅具支持等有充分的认识，预防并发症，尽可能延缓ALS的发展速度，同时将ALS可能对患者及其家庭产生的继发伤害降到最低。

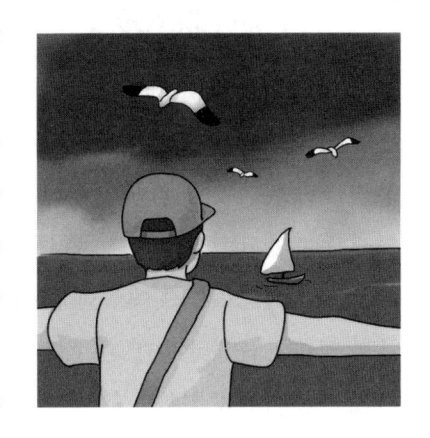

本章旨在帮助患者在居家照护条件下，树立康复护理理念，增强患者及其家庭对抗疾病的信心，重建生活秩序，以适应新的生活。

第一节　做好家庭生活规划，重建家庭生活秩序

家庭生活规划包括职业规划、家庭医疗规划、休养规划、家庭康复护理规划、家庭生活秩序重建。

一、职业规划

（一）完成职场转身

1. 在确诊初期，许多患者仍在职场，工作有助于患者完成心理过渡，在某种程度上也可以分散他们的部分注意力，从而避免盲目就医。受疾病影响，患者逐渐被边缘化，离开工作岗位后的失落、孤独感和对未来生活的担忧，往往会加深患者对疾病的恐惧，从而出现病情发展加快的现象。患者要合理安排工作，给自己一个慢慢接受和逐渐退出的时间，同时制订离开工作岗位后的各项计划，包括医疗与养老等社会保险的衔接。

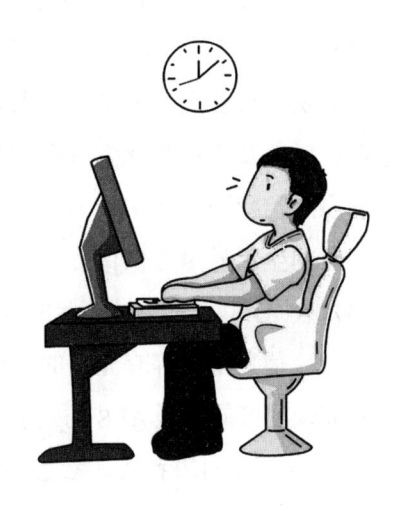

2. 患者要与工作单位进行有效沟通，包括疾病特点（不传染）及目前自身状况等，避免危险作业，避开危险环境（高空、井下、缺氧、粉尘等），适时调整岗位和作息时间，配合单位做好接替人员培养。

3. 患者要加强自我安全保护，在社交场合尽量避免吸烟饮酒，防止进食呛咳；出行时选择适合的交通工具，避免走拥挤或坑洼路段及单独驾车，外出请携带手杖等辅具以避免摔伤；肌张力高者避免劳累；在流感高发季节，要注意增强自身免疫力，尽量避免去拥挤和人员密集的场所。

4. 患者在身体出现以下状况时，应适时回家休养。

（1）完成工作越来越吃力，说话含糊不清，交流出现障碍。

（2）免疫力变低，成为易感人群；吃饭、喝水呛咳。

（3）自主穿衣、如厕困难。

（4）易摔倒，单独出行变得危险。

5. 患者要选择适合的离岗方式。离岗方式有多种，如病假、辞职/离职、失业、病退/退休等，要做好人事档案及社保的转移，办理失业救济/退休费领取等相关手续。

（二）开启"专业患者"模式

1. 调整目标，做好自己情绪、生活和疾病的管理者。

2. 转换在家庭中的角色，经营感情，对家人给予陪伴并表达关爱。努力延长独立生活的时间，保持家庭幸福和谐。

3. 学习电脑、网络、汉语拼音等ALS患者实用知识，保持与外界的沟通，不封闭自己。患者即使坐轮椅、使用呼吸机，仍然可以外出。在社群中找到自己的位置（如参加社会活动，为患者社群收集政策、国内外疾病研究信息等），整理、分享"抗冻"经验和心得，在安慰和鼓励别人的同时，也充实了自己。

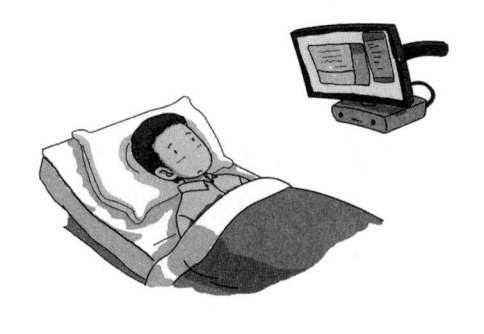

4. 学会欣赏与感恩，发现生活的美好，感受身边爱的温暖，这对患者尤其重要。无论是家人还是亲朋好友、医护人员、偶遇的路人，他们的每一点帮助都基于不舍、尊重、关爱，而这些恰恰是令患者能够顽强生存下去的支撑力的一部分。

二、家庭医疗规划

（一）调节心理

尽管 ALS 目前不可治愈，但科学运用各种支持手段，可以延长患者的生存期，提高生活质量，为患者的家庭生活带来极大的改变。所以患者及其家属要克服疾病发展和控制手段的未知带来的恐惧，相信医疗技术和科技产品的应用可以部分弥补 ALS 造成的功能缺失。

是否接受这些支持手段，家属要以尊重患者本人意愿为前提，结合家庭实际情况，大家达成一致意见。在患者可以顺畅沟通时，患者及其家属就要讨论这些问题，越早决定，就会越从容，避免在紧急情况下左右为难。所以，患者及其家属要及时了解疾病发展的关键时间窗口、可选方案及利弊情况，主动做出符合患者愿望和价值观的决策。

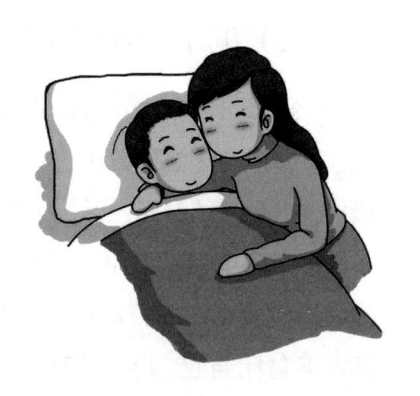

好的治疗离不开患者的自我调节、照护者的良好照料、朋友的鼓励，这些是帮助患者度过心理创伤期最有效的方法。随着病情的发展，患者和家属都需要不断进行心理调适。家属不要压抑自己，也要寻找释放自己的空间。有时，家属的悲伤恰恰会让患者感受到家属对他的不舍，也会成为让患者坚强起来的一种力量。

（二）选择药物

1. 目前已获批用于治疗 ALS 的药物　已获批用于治疗 ALS 的药物包括利鲁唑、依达拉奉、托夫生三种。前文已对其作用机制、用法用量及不良反应进行了详细讲解，此处不再赘述。

2. 营养神经的药物　临床上，医生可能会建议患者服用营养神经的药物，如甲钴胺、维生素 B1、辅酶 Q10、维生素 E 等。

3. 对症治疗的药物　对症治疗的药物指针对并发症（如疼痛、抑郁、呼吸道感染等）的药物，这部分药物基本都在医保报销范围之内，但要遵医嘱使用。

4. 营养品、保健品、中药　以补充营养或微量元素、调理身体不适（如脾胃不和导致的食欲不振等）为目的服用营养品、保健品、中药，与 ALS 的治疗无关，是否服用取决于家庭经济承受能力。

5. 对在研药物与疗法的关注与尝试　患者参与药物试验，原则上应选择正规医院，以 ALS 临床医生为主导，有正式招募通知和协议，有临床医生跟踪随访或指导，患者不需要支付费用。患者应本着奉献、接受、诚信的态度来参与药物试验，正确预期试验结果。患者把自身作为研究对象，以早日找到治疗 ALS 的方法为目的，为医学奉献自己的一份力量。在参与试验的过程中，患者应严格履行试验对参与者的要求（如在试验期内禁用其他药物等），为试验提供真实、客观的数据。

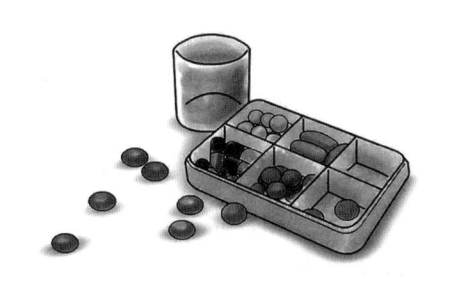

6. 理性对待各种虚假、夸大的商业宣传　患者要正视目前没有任何神医、偏方、验方可以治愈 ALS 的现实，避免为此付出高昂的代价，甚至因此耗尽身边（家属、朋友等）有限的资源（包括财力、耐心、亲情等）。

（三）安排手术

在 ALS 病程中，接受 PEG 手术、气管切开手术是两个关乎患者生存的节点。手术后，患者的家庭必然增加

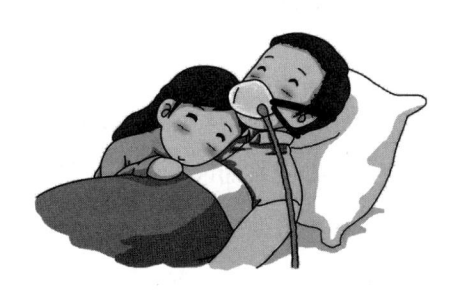

人力、财力的付出，同时家属需要尽早学习专业护理知识。所以，在尊重患者本人意愿的前提下，患者家属应提早做好应对计划和准备。一般来说，主张者要承担主要照护责任，做出接受手术的决定，就意味着接受护理患者的责任。

手术准备包括手术时机把握、患者心理疏导、医疗机构选择、术后康复准备、术后居家护理准备等。

（四）治疗与康复护理相结合

正如张海迪主席所指出的，虽然 ALS 目前还没有治愈方法，但是不能治愈不等于不可治疗和康复。采用多学科的方法能够帮助这个患者群体生活得更久、更有尊严、更有质量，让患者和家属看到更多的希望。

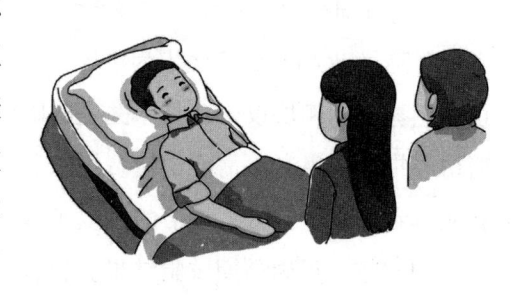

在运动神经元病的持续进展中，康复护理和治疗是相辅相成、密不可分的。随着疾病表现出越来越多的特殊性，患者就需要越来越多专业的支持性治疗，如心理支持、营养支持、呼吸支持等。在居家照护 ALS 患者的过程中，从早期开始，我们就应将家庭康复护理与科学治疗融合在一起，能有效地为患者延长生存期，提高生活质量。

（五）使用辅具

辅具在康复护理中不可或缺。生活、训练、沟通、移乘等各类医疗康复辅具的介入，可减轻患者的痛苦，延缓相关症状的发展；患者学会使用辅具并把它们视作身体的一部分，可以最大限度延长生活自理的时间。关于运动神经元病患者使用辅具的内容见本书第四章。

三、休养规划

（一）调整休养心态

休养其实是早期患者适应退出社会活动的过程。ALS 患者多数为中年发病，这个年龄的患者正在奋斗的路上，有很多因忙碌而一直无法实现的心愿，现在有时间去完成了。随着病情的发展，患者可依据实际情况做一些休养准备工作。

1. 医养结合，积极面对　了解与该疾病相关的康复护理等方面的知识，制订适合自己的作息时间表，增加休息时间，改变不良生活习惯。保持和家人的有效沟通，既不要自责、自我否定，也不要怨天尤人，亲情的关爱会战胜内心的部分恐惧。

2. 劳逸结合，多样娱乐　放松身心，培养兴趣爱好，如琴棋书画，或与故交新知聚会、喂养宠物等。精神世界的互动可以让患者心情愉悦，心态平和。

3. 享受美食，加强营养。

（二）完成旅行心愿

1. 制订行程

（1）了解各种出行工具如手机的应用程序等，可以实现安排日程、预定票务和酒店等，让旅行更省心省力。在尽兴的同时，避免过度劳累。

（2）确定目的地酒店附近的医疗设施，制作并随身携带标有个人及紧急联系人信息的卡片，以备不时之需。

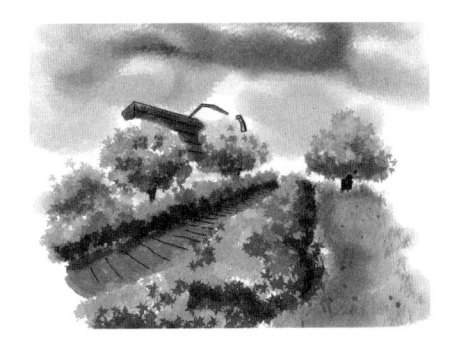

2. 注意事项

（1）避免单独出行，提前确认无障碍设施与特殊通道，以及目的地的残疾人出租车与轮椅租借服务。尽量轻装出行，减少行李转运等工作。

（2）确认交通工具上是否允许使用呼吸机、轮椅；出行前给呼吸机等设备做一次检测保养，确定呼吸机及电池能正常工作。最好随身携带手动设备（简易呼吸器、手动吸痰器等）。

（3）如果交通工具上没有适合患者的饮食，可用焖烧杯等提前自备。准备喝水用的吸管，防止呛咳。

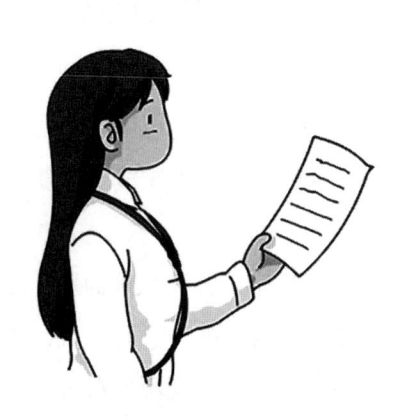

（三）关注自身权益

1. 了解政策支持与渠道　了解民政部门、残联、患者组织、慈善机构等相关政策，全面了解各种帮扶渠道。社区、村委会是政府的基层服务机构，患者可以主动向社区、村委会告知情况，以得到相关服务帮助。目前，持证残疾人可在残联得到各种帮扶，如领取重度残疾人护理补贴、在全国残疾人辅助器具服务平台申请辅具、申请残疾人康复服务等。

2. 寻找患者组织并寻求服务　患者可以寻找和加入患者组织，寻求帮扶服务。这样可以让患者在解决实际困难的同时，还能感受到社会温暖，减少孤独感。

3. 备齐个人资料　患者备齐如疾病诊断证明、医疗保险、残疾证明、最低生活保障证明等相关资料，以方便进行相关权益与服务的申请。

4. 完成必要的法律文件　根据个人意愿签署法律文件的要求比较严格，只有在患者本人有行为能力时，法律文件才能签署完成并生效。

四、家庭康复护理规划

虽然 ALS 病情发展不可逆，但是其有可循性发展规律，我们可采取相应的预防及干预手段。家庭康复护理可以维系患者的亲情纽带，保持患者的社会属性，实现实际意义上的家庭完整。

俗话说，"三分治，七分养"，对 ALS 患者来说更是如此。从确诊开始，患者及其家属就要有意识地介入康复护理，并制订家庭康复护理规划，从患者的衣食住行到治疗与康复护理，从知识、技能准备到实际操作人员培训，涉及家庭的人、财、物等多方面。制订家庭康复护理规划，患者及其家属要明确主要照护者及辅助照护者，中晚期患者需要 24 小时看护。在制订患者生活与医疗费用等财务支出计划的同时，患者及其家属还要考虑雇佣护理人员的计划，以及为照护者制订"喘息期"计划（如患者短期住院或托养）。

五、家庭生活秩序重建

ALS 患者患病前往往是家庭的顶梁柱，患病后要面对家庭角色转变的压力。同时，家庭其他成员的角色、责任都会随之进行相应调整，以保证患者得到良好的照护，并最大可能地维持家庭的正常生活秩序。

（一）主动防范，避免运动神经元病引起继发伤害

在重大打击下，ALS 患者及其家属精神恍惚、心力交瘁，易造成继发伤害，这足以摧毁已经因 ALS 失去"抵御"能力的家庭，因此，ALS 患者及其家属要有意识地主动规避一些可能发生的次生变故。调整工作岗位、为照护者制订"喘息期"计划、参加商业保险等方式，可减轻意外伤害和重大疾病带来的压力。

（二）提升家庭经济抗压能力

对一个家庭来说，运动神经元病的治疗与护理花费巨大，因而，患者和家属要了解疾病各阶段的治疗支出及医保报销政策，综合分析家庭经济状况，多渠道解除后顾之忧，合理分配财务支出，以保证家庭生活正常运转。

1. 用保险或理财等方式预留出子女教育、老人赡养等费用。

2. 规避风险投资。避免巨大的心理压力造成投资决策失误。

3. 合理规划财产，节俭有度，包括以下几方面。①科学用药及治疗，拒绝上当受骗。②护理先行，预防为上，降低可避免的医疗支出。③不能缩减患者必需的开销，可通过优惠购物渠道减轻经济压力。④尽可能留出雇佣家庭护工的费用。

4. 了解可以获得支持的渠道（如国家福利、慈善救助），充分利用政策，如病退、失业救济、残疾补贴、最低生活保障补贴等。

（三）维持家庭生活秩序平稳

患者及其家属需要明确一名家庭成员为主要照护者，其与患者的关系可能是夫妻、父母、子女，应与患者形成共同体，形影不离。主要照护者和患者一样，面临着退出职场、远离社会的问题。在家庭生活秩序重建中，主要照护者一方面要保证患者得到家属的照料，另一方面要保证家庭其他成员尽可能少地受到 ALS 冲击，从而能够正常生活和工作。因此，主要照护者应得到家庭其他成员乃至社会的关心，要为其提供生活支持、心理支持、必要的休养，以及重新融入社会的机会。

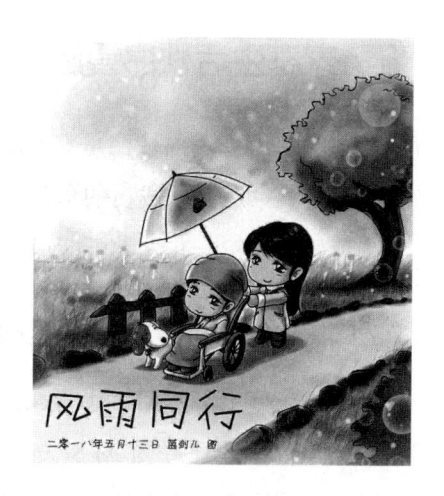

ALS 家属和其他照护者的健康状况（如精神问题）值得关注。

中后期的 ALS 患者需要 24 小时看护，护理工作需要两人以上分担，因此，需要培养长期稳定的家庭护工，分担高强度的照护工作。

家政服务机构和护工培训机构是家庭护工的主要来源。选人标准主要包括有责任心、护理经验丰富、动手及学习能力强、有文化基础。由于 ALS 的特殊性，目前护工的培训主要靠家属完成。培训内容包括患者的作息时间等生活习惯，翻身拍背及手法按摩、制作流食及喂水喂食法、床上洗头及擦浴、口腔护理、拼音版拼读、排便规律及给便器法、填写护理记录、呼吸机的管理及管道的消毒、吸痰器的使用及各种注意事项等，还要培训一些症状的简单判断。培训目标是尽快上手，尽早独立，尽心尽力。

建立家庭护工的管理与奖励机制，要做到张弛有度，责任明确，并提供充足的条件，如除了示范培训，也可将食谱、作息时间表、注意事项等整理好，打印并张贴，提醒备忘。培训内容最好按照工作罗列情况逐一进行，应避免眉毛胡子一把抓。

第二节 运动神经元病家庭康复护理技巧

一、居家衣食住行

（一）ALS 患者衣物选择

衣物通常选用纯棉材质，以方便穿脱为宜。外出时，患者应穿着得体的应季服装。图 6–1 为 PEG 居家护理服，其将造瘘管巧妙地隐藏在衣服的装饰内，让患者在社交场合也能放松、自如，充分考虑到患者的心理感受，很好地维护了患者的社会形象。

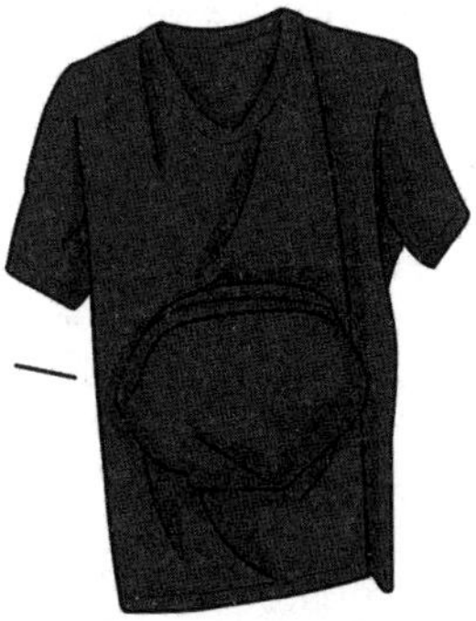

图 6–1 PEG 居家护理服

患者衣物应保持干燥、清洁。夏季、雾霾天或患者经常出汗时，衣物要勤更换、勤消毒。冬季在室内穿的衣物不宜过厚，注意透气，避免患者出现汗疹。用消毒剂或硫黄皂洗涤后的衣物，要通风去味，避免对呼吸困难的患者产生刺激。

（二）ALS 患者饮食照料

1. 尽量避免或减少食用味精和含味精的调味品。

2. 为患者"储蓄营养"。饮食以患者的喜好为主，不用忌口，照护者可以通过网络学习烹饪技巧。

3. 根据病情调整食谱（详见护理章节）。

（1）在吞咽正常时期，食物要高营养价值、多品种，烹饪方式要丰富多样。

（2）在吞咽困难时期，食物以软烂易咀嚼、易分成小口吞咽为首选。

（3）呛咳患者在经口吃饭时，可选糊状、团状、果冻状的食物，避免直接食用易散落成碎渣/碎屑、在水中呈颗粒悬散状的食品，可在汤汁或饮用水中加入食物增稠剂、淀粉或藕粉，如将鸡蛋煮成溏心，使患者更易下咽且避免呛和噎；可用器械将每样菜肴分别碾碎，以保持食物原味；可饮用汁渣分离后的纯果汁，以避免过多的粗纤维引起呛咳。

（4）降低 PEG 或鼻饲患者对食物口感的要求。制作流食的主要要求是干净、营养充足且均衡、打磨细腻、不堵管，可多选用粗纤维食物。

（5）尽可能选用天然食材。如加工好的速食杂粮粉种类繁多，可自由搭配制成糊状食物，既节约备餐时间，又能很好地起到丰富和均衡营养的作用。

4. 营养不良的患者可通过输液补充葡萄糖和氨基酸，或将氨基酸（胶囊剪开）加到饭菜里。患者大量出汗易引起电解质紊乱，要及时补充水分并加入少量盐和葡萄糖，低钾的患者要补充钾。严重营养不良的患者要及时就医。

5. 照护者参照食物性味归经表，主要选择性平的应季食材制作饮食，尽量不选择寒凉和易生痰的食物。

（三）ALS 患者家居环境

1.尽可能保持患者原有生活习惯，如保留房间内的时钟、电视等物品。对于呼吸困难的患者，室内不宜摆放有大量花粉和浓烈香味的鲜花。

2.卧室避免局促、压抑感，应通风、阳光充足、安静、宽敞、离卫生间较近，用紫外线灯消毒。定期清洁空调、为寝具除螨，防止患者过敏。

3.卧具可选择护理床，或在原来的床上加装电动起背器或电动床架。电动翻身护理床不能完全取代人工翻身。床单选天丝、棉材质为宜；防压疮气垫床的床单可选用双人竹纤维席或亚麻席，防虫抗菌性能好且不易移位，凉爽适宜，可减少久卧产生的闷热感。被子宜轻薄，以薄羽绒被、蚕丝被为首选。翻身困难的患者可使用被子支撑架，翻身时既没有被子的羁绊，又可以保暖。

4.床头柜表面宜简洁，可放置抽纸、专用托盘（内置针管、消毒棉签、压舌板等经常随手取用的护理用品）；抽屉里面放置体温计、便携式血氧饱和度监测仪、消毒纱布等。

5.节约空间，合理收纳，如在床头放置可移动多用架（图 6-2），并预留医用器械及康复设备的位置，这样既安全美观，又便于移动。

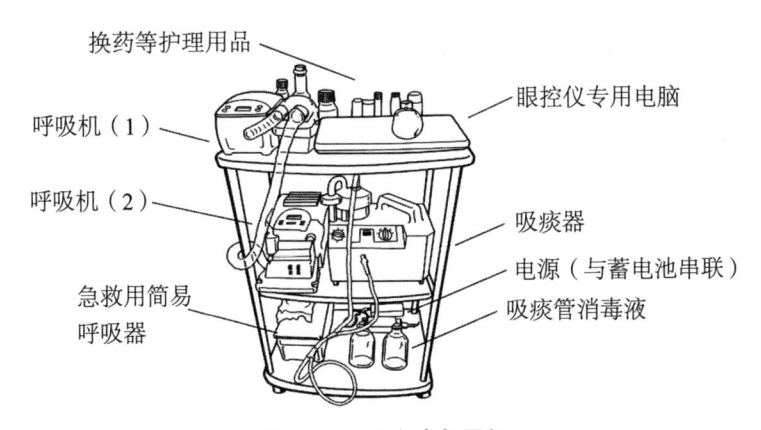

图 6-2 可移动多用架

6. 人工智能技术将为 ALS 患者带来生活方式革命，以增强其希望和信心。眼控仪的出现给 ALS 患者带来了巨大变化，它可帮助患者与照护者进行有效沟通，极大地提高了护理的精准度。同时，眼控仪还帮助一部分患者完成上网、设计、写作等工作，实现了患者的社会融入。近年来，脑机接口的研究和应用也成为备受关注的热点（详见本书第四章）。

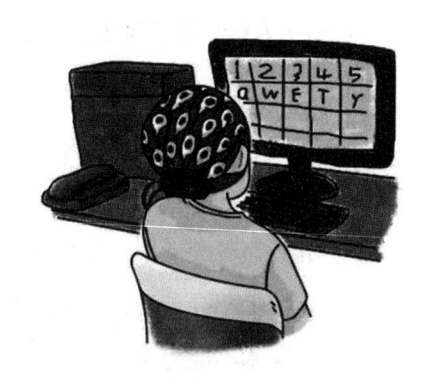

ALS 患者的智能家居改造则是利用先进的计算机技术，运用智能硬件、物联网技术、通信技术，将家居生活的所有物品通过信息传感设备与互联网连接起来，进行信息交换，以实现智能化识别，由 ALS 患者通过眼睛或大脑进行统筹管理，让家居生活更舒适、方便、有效与安全。国外甚至出现了 ALS 患者用眼控电脑经营餐厅的案例。

物联网技术还可用于为居家生活的 ALS 患者提供多元化服务，如生活照料、陪护外出、家居安全远程监控、应急援助处置、特需对象定位、康复和健康管理等。

（四）良好的家庭康复护理条件

在良好的家庭康复护理条件下，照护者可以帮助患者减少并发症及危机事件的发生；及时发现患者现存或潜在的健康问题及危险因素；正确评估问题的性质（医疗、护理、心理、生理），制订、实施和评价相应的护理与应急计划；承担起医患沟通桥梁作用的工作。

1. 照护者要做到"三多、四防、一放松"

（1）三多：①多问。主动询问患者需求，先问后做，耐心交流，找到沟通方法。②多做。事无巨细，把自己当成患者的口、手、腿，甚至呼吸机。③多观察。随时随地观察，及时发现异常。

照护者每天从第一次接触患者开始（翻身、擦洗），就要有意识地观察患者有无以下征象：体温偏高、呼吸短促粗重、局部皮肤改变、身体浮肿、脸色苍白/紫绀、烦躁、萎靡、嗜睡、不停地打哈欠等。这些症状可能是由感染、压疮、缺氧、二氧化碳潴留等引起的，必要时照护者送患者到医院就医。

做好家庭护理记录，根据明显的规律改变判断患者可能出现的问题。如持续尿量异常，要考虑尿潴留、尿路感染。同时，家庭护理记录可为医生诊断提供依据。

（2）四防：①防摔。跌倒对患者产生的心理打击甚于身体伤害。除了使用辅具，患者还要注意在倒地时，不要试图用手臂支撑，以免造成骨折。②防呛。捕捉轻微的呛咳表现，做好预防和处理。③防感染。呼吸道感染、尿路感染、压疮感染是 ALS 患者的三大杀手。④防突发。防止停电、痰液堵塞等突发情况出现。

（3）一放松：放松心情。帮助患者调节情绪，用平常心看待疾病及自己和身边的人，让其体会到自己的好心态可以带给家人幸福感。帮助患者适当参与社交活动（如接受看望），避免其情绪大起大落。

2. 保持与患者的有效沟通

（1）当出现语言障碍时，患者可将长句分解为若干短句，放慢语速，以提高清晰度。照护者则要用简单选项，即"是"或"不是"，与患者交流，切忌用"是不是""想不想"提问。

（2）患者缺乏安全感，担心被忽视，当在视线范围内看不到照护者时，会变得焦躁不安。有时，患者会执着地重复同一个要求，直到得到满足；或在照护者处理一件事的同时，提出新的要求。这时，照护者需要主动询问，耐心确认，及时处理。

（3）汉语拼音交流法：在"拼字"时，参照声母韵母表（表6-1），照护者负责念和把字母拼成汉字；患者负责听，眨眼表示"是"。方法如下：

表 6-1　声母韵母表

声母表						韵母表				
①	b	c	d	f	g	①	a	o	e	i	u/ü
②	h	j	k	l	m	②	an	en	in	un
③	n	p	q	r	s	③	ao	ou	uo	iu	er
④	t	w	x	y	z	④	ai	ei	ui	ie	ue
⑤	zh	ch	sh	无声母		⑤	ang	eng	ing	ong

照护者读声母分组序号（①、②、③、④、⑤）——患者眨眼确认（以第②组为例）——照护者将该组字母逐一念给患者听（h、j、k、l、m）——患者眨眼确认（h）——用同样方法选出韵母（e）——照护者拼写出字（喝）——患者眨眼确认。患者和照护者熟记声母韵母表后，如输入法一样，可快速联想常用字词，交流就会变得轻松。

（4）沟通卡片示例。

手　指　动

手没放好（被子盖住了、手指窝了、擦手心汗）

侧　身

挠痒（头、脸、脖子、腋窝、腰……）

掏（耳朵、嘴、鼻子）

看　架　子（与架子上的物品相关）

看吸痰器（吸痰、清洗吸痰罐、吸痰压力小）

看呼吸机（调压力、湿化器水太多/少）

清洁口腔（棉签+漱口液）

看棉签（掏嘴、掏鼻子、掏耳朵）

涂唇膏、抹护肤霜

看 时 钟

该吃东西了（水、饭、药、酸奶、水果、营养液……）

准备起床（做好准备工作：打饭、开客厅空调、吸痰、放好轮椅、洗毛巾……）

体温计（测体温、体温测好了）

看 脚 的 方 向

脚（没放好、被子压住脚了、脚趾窝了）

造瘘管（硌手、没放好、需清洁）

腿（伸直/弯曲、按摩/活动关节、加靠垫）

看 身 体 后 面

窗户（开窗、关窗）

空调（开、关、温度调高一点、温度调低一点）

后背靠垫（侧身、平一点、往上、往下、没放平）

衣服没弄好（上衣、裤子、袜子）

看 枕 头

调耳部垫圈（上下前后、换垫圈）

枕头（往上、往下、换枕头）

肩（往前拉、往后推）

脖子扭着了、口水浸湿衣服了、换纸巾

看 面 罩

漏气、头带（紧了、松了）

气流吹眼睛、擦眼泪、擦鼻子

调整面罩（挡嘴唇、挡鼻子）、面罩里有分泌物

呼吸机管路没放好

紧　急！！！

吸痰（吸管口、换垫圈）

疼（手指窝了、脚趾窝了、脖子扭着了）

气切口（气囊漏气、有拉拽感、管子位置难受）

胃造瘘（管子硌/压、泄漏、有拉拽感、疼、换药）

小便、大便

（5）眼控设备除了用于网络沟通交流，还可用于患者夜间呼叫，配合物联网技术还可以让患者自主控制智能化家居。

3. 家庭康复锻炼注意事项　ALS 患者的家庭康复锻炼以被动运动和按摩为主，旨在保持肢体和关节的灵活度，防止畸形和挛缩。康复锻炼以患者不感觉疲劳为宜，切勿锻炼过度，扭伤关节，拉伤肌肉和韧带等。

（1）活动肩关节、肘关节、腕关节、手指关节、髋关节、膝关节、踝关节、脚趾关节，尤其不要忽略颞颌关节。

（2）从肢体远端开始进行按摩。在按摩肌肉时，沿血管按摩和拍打可保持血管弹性，增强肢体末梢血液循环。

（3）使用康复训练仪器或理疗仪，如空气波压力按摩仪（适用于没有静脉血栓的患者）可用于改善肢体血液循环，靴形踝足矫形器可预防足下垂，等等。

（4）申请和接受残联等相关机构的康复指导，以避免患者身体功能衰退，提高患者生活质量。

二、家庭康复护理中常用的监测指标和监测方法

在家庭康复护理的过程中，患者及其家属可以对一些生理指标进行监测。由于 ALS 病情是不断进展且不可逆的，一些指标只能被努力控制而不能根本扭转。因此，患者和家属了解这些指标的临界值和监测方法，对危急情况的判断和处理很有必要。因个人具体情况不同，当指标出现异常时，患者和家属要结合症状，综合分析原因，必要时及时就医。

（一）心率

监测方法：通过血压计、血氧饱和度监测仪读取，或人工计数。

参考值：60~100 次 / 分钟。

运动量大、情绪波动、发热、各种感染、呼吸困难（血氧饱和度低、二氧化碳潴留）、痰液堵塞、贫血、电解质紊乱、营养不良、药物反应及其他相关疾病等因素都会引心率异常。

ALS 患者突然出现心率过快，多由于痰液堵塞、发热、呼吸困难、情绪紧张；持续心率过快，多由于呼吸困难、呼吸机调适等问题。

（二）血压

监测方法：使用血压计测量。

参考值：收缩压 90~120 mmHg，舒张压 60~80 mmHg。

情绪（紧张、焦虑）、环境（噪声、光线刺激、天气、空气）、睡眠、运动、发热、感染、身体不适（疼痛、冷热）、憋尿（排尿不畅）、呼吸困难、痰液堵塞、药物反应及其他相关疾病等都会引起血压异常。普通人血压偏高往往是由紧张、焦虑、激动、失眠、饮酒、吸烟、交感神经兴奋等引起的；血压偏低往往是由进食 / 饮水偏少、睡眠不足、电解质紊乱（低钾、低钠）、严重感染、出血引起的。

ALS 患者出现血压偏高，多由于痰液堵塞、憋尿、呼吸困难、情绪波动、疼痛等问题；出现血压偏低，多由于营养不良、低钾、大量出汗导致的脱水等问题。

（三）血氧饱和度

监测方法：通过血氧饱和度监测仪读取。

参考值：95% 及以上。

导致血氧饱和度低于参考值的原因包括呼吸困难、肺部相关疾病（肺炎、肺不张、肺气肿、肺大泡、气胸、胸腔积液、自身肺功能问题）、其他相关疾病（如心血管疾病等）、药物反应等。若 ALS 累及呼吸系统，患者的血氧饱和度会低于 95%，并不断降低。

若血氧饱和度出现异常，要结合其他指标及症状，考虑呼吸困难、呼吸机支持不够、肺部相关疾病、有痰等问题。若血氧饱和度忽然降低或忽高忽低，同时心率过快，忽然大汗淋漓，要考虑痰液堵塞，照护者应及时给患者吸痰。

若患者血氧饱和度达到 95%，但存在呼吸困难且持续心率过快，大量出汗，此时要开始使用无创呼吸机辅助呼吸，或调整呼吸机参数；若患者血氧饱和度持续低于 92%，且存在呼吸困难，心率过快，心律不齐，忽然大量出汗，脸色发青或紫绀，要就医进行诊疗；若患者血氧饱和度持续低于 90%，且嗜睡、脸色发青或紫绀、眼神迷离、精神恍惚，出现呼吸衰竭，要立即就医。

（四）呼吸频率

监测方法：通过呼吸机、监测仪（医院）读取，或使用秒表＋目测计数。

参考值：成人 16~20 次 / 分，婴儿 20~40 次 / 分。

呼吸过速（呼吸频率超过 24 次 / 分）常由发热、疼痛、贫血、甲亢及心力衰竭等引起。呼吸浅快多由痰液堵塞、呼吸肌麻痹、肺部疾病（肺炎、胸膜炎、胸腔积液和气胸）等引起；呼吸深快多由剧烈运动、情绪激动或过度紧张引起。

呼吸过缓（呼吸频率低于 12 次 / 分）、呼吸浅慢多由麻醉剂、镇静剂过量或颅内压增高等引起；呼吸深慢为严重代谢性酸中毒所致，如二氧化碳潴留、糖尿病酮症酸中毒、尿毒症酸中毒等。

（五）体温

监测方法：通过体温计读取。

参考值：36.0~37.0 ℃。

监测设备：水银体温计、额温枪 / 贴、耳温枪、体温监测贴。

情绪（紧张、焦虑）、环境（噪声、光线刺激、天气、空气）、睡眠、运动、发热、感染、身体不适（疼痛、冷热）、憋尿（排尿不畅）、呼吸困难、痰液堵塞、药物反应及其他相关疾病均可引起体温异常。

若 ALS 患者因严重肌肉萎缩而无法使用水银体温计准确测量体温，可用以下方法估算：体温每升高 1 ℃，呼吸频率大约增加 4 次 / 分；若心率超过 100 次 / 分，体温往往已达到 38 ℃。

（六）体重

参考值：标准体重为身高（cm）减去 105，并在 ±10% 范围内波动。

相对于标准体重，ALS 患者体重的下降速度是一个更为重要的指标，下降速度过快提示营养不良，应进行胃造瘘 / 鼻饲。

（七）血糖

参考值如下。

青少年（12~18 岁）：空腹血糖 < 5.6 mmol/L，餐后两小时血糖 < 7.8 mmol/L。

成年人（18 岁以上）：空腹血糖为 3.9~6.1 mmol/L（不包含 6.1mmol/L），餐后两小时血糖 < 7.8 mmol/L。

ALS 患者因吞咽困难而易出现营养不良，当出现食欲减退、体重减轻时，要进行血糖监测，以防止出现低血糖。

（八）出入量

参考值：24 小时内摄入和排出的液体量均为 2000~2500 mL。

入量 = 食物量 + 饮水量 +300 mL 自身代谢。

出量 = 尿量 +1000 mL 非显性失水（呼吸蒸发 350 mL、皮肤蒸发 500 mL、大便排出 150 mL）。

若 ALS 患者出现出入量不平衡，除了常见因素，还要考虑发热、大量出汗（往往由呼吸困难导致）、尿潴留、胃潴留。

（九）胃潴留（胃排空延迟）

胃造瘘/鼻饲患者每餐进食一般不超过 400 mL，如果进食后 4 小时，胃残余量（含液体和胀气）> 150 mL，表示存在胃潴留。处理方法见本书第五章。

三、主要医辅用具的养护与清洁

（一）呼吸机

1. 呼吸机清洁

（1）日常清洁（见本书第五章）。

（2）在居家环境下，照护者还要注意做好呼吸机周边环境的清洁，特别是呼吸机进风口（过滤棉处）的清洁。对于呼吸机连接管路处、过滤棉盒盖及周边，可用棉签蘸 75% 乙醇溶液擦洗，或用消毒湿巾擦洗。每三个月使用呼吸机专用消毒宝或消毒包消毒，或进行臭氧消毒。当患者发生呼吸道感染时，照护者应增加消毒次数。

（3）定期清洁和保养：按照使用说明，定期由经销商进行专业保养、消毒、检测、压力校准。

2.呼吸机管路清洁　每周至少清洗/消毒一次。步骤如下。

（1）用清水冲洗管路，去除污物。

（2）握住管路两端，使其呈U形，将管路中注满清水，加入一至两片消毒片，静置20分钟。

（3）用清水冲洗管路，直至没有刺激性气味。

（4）将管路悬挂于通风处，阴干后备用，避免暴晒。

（5）使用前，检查管路中有无异物，用75%乙醇溶液消毒管路两端后，即可安装使用。

3.呼吸机面罩清洁　应每日清洗，若面罩被口腔分泌物污染，则应随时清洗。步骤如下。

（1）取下头带，将面罩浸于稀释后的中性洗剂（如用洗涤灵配置的清洁液）中。

（2）用手轻搓面罩与脸部贴合部位的薄膜，以清洁油污。

（3）仔细清洗面罩可拆卸部分及各种缝隙。

（4）用清水冲洗干净。

（5）将面罩置于通风处阴干，避免暴晒。

4.头带清洁　将头带取下，放在常温中性洗剂中浸泡几分钟，再轻轻抓洗，不要用力揉搓，以免变形，然后将其摊平阴干即可。避免水温过高导致头带变形。

5.呼吸机过滤棉　呼吸机过滤棉分为黑、白两种。黑色过滤棉可重复使用，要每周清洗，每六个月换新；当空气污染严重时，须缩短清洗和更换周期。白色过滤棉不可重复使用，每一个月换新；日常可将其取出后轻弹去尘，当其颜色明显呈灰黑色并有积尘时，要立即更换。

6.呼吸机湿化器　湿化器用水应选用灭菌水或蒸馏水，每天更换，湿化器须每天清洗。日常清洗湿化器用自来水即可。湿化器的沟槽部位易滋生细菌（如变成橘红色，有滑腻感等），照护者要仔细观察并清洗干净。在使用者患呼吸道感染期间，照护者可用洗涤灵清洁湿化器，若感染严重，可用消毒液对湿化器进行消毒。

7. 呼吸机的内置电池或专用外置电池　要定期检查电池，并按照说明书保养，定期放电。在外出使用呼吸机时，要预计外出时间，综合考量电池设计工作时间、呼吸机耗电、电池电量衰减程度，以确保呼吸机供电，还必须携带简易呼吸器，必要时就近充电。

使用呼吸机必备应急措施是配备简易呼吸器和不间断电源。

（二）咳痰机

1. 咳痰机管路　每次使用后都要清洗，并定期消毒。当有痰液进入管路时，清洗后还应使用消毒片消毒。清洗后，务必将咳痰机管路晾干或用吹风机吹干，方可使用。不可使用有水的咳痰机管路，以避免管路内壁的水珠被吸进主机，导致机器故障。咳痰机必须配有备用管路。

2. 咳痰面罩　应三至六个月更换一次，用中性洗涤灵清洗干净后存放。若面罩附着痰液，照护者必须及时清理。

3. 出气口细菌过滤器　应根据使用情况定期更换，一般两至四周更换一次。若过滤器上有痰液或黑色杂质，应及时更换。

4. 进气口过滤棉　应一个月清洗一次，清洗后晾干，可重复使用。

5. 咳痰机内置电池　每两个月放电一次，同时检查电池容量，若电池电量衰减严重，应联系经销商及时更换。

（三）吸痰器

家用吸痰器以便携式电动吸痰器为首选，家中应配备手动吸痰器作为设备故障、停电、患者转运等情况下的应急方案。吸痰管的常用型号为 12#、14#。吸痰管细，对气道刺激小；吸痰管粗，对浓痰的清除效果好。未进行气管切开的患者使用硅塑管，已进行气管切开的患者使用硅胶管。

1. 使用吸痰器前阅读说明书，了解使用方法。

2. 在使用吸痰器时可采用如下几个技巧。

（1）初始压力调至最大压力的 80% 较为合适。家用吸痰器的压力比医院病房里的要小很多，所以不必担心压力过大。压力小会导致痰吸不干净或吸痰时间过长。留 20% 的量是为了当患者使用一段时间，感觉压力不足时，压力还有上调空间。

（2）储液瓶的容量一般为 1000 mL，以瓶体上的红色刻度为储液上限。在实际使用中，最好以红线下第二条线（800 mL）以下为清洗标准，可避免溅起的液体被倒吸入吸痰器，损坏机器或缩短其使用寿命。

（3）储液瓶里的污液不要留存超过 12 小时。

（4）吸痰后，在冲洗吸痰管的水中加入消毒药片，防止变质和产生异味。

（5）吸引软导管需要定期更换，特别是在反复使用吸痰管时，更需要防止管口污染。

（6）细菌过滤器上有黑色杂质时，应及时更换。

3. 吸痰器压力明显减小或不工作时，做如下检查和处理。

（1）检查密封性，如储液瓶密封条是否老化、吸引软导管是否有裂痕。

（2）更换备用电池。

（3）更换吸痰器上的细菌过滤器。

如果这些问题都被排除了，故障依旧存在，最好再看一下购买日期和购置价格。吸痰器属于低值易耗品，当其超出保修期时，对某些项目进行维修，可能不如购置新机经济实惠。

（四）家用制氧机

已经出现呼吸困难的 ALS 患者不能单纯使用制氧机来代替呼吸机；在某些情况下必须使用制氧机时，务必遵守医生指定的氧浓度，并及时调节好呼吸机参数。避免因制氧机使用不当造成二氧化碳潴留。

制氧机的分子筛有一定的使用寿命，应及时更换。在使用中，要将制氧机放置于空气流通处，并尽量远离患者，以避免噪声的干扰。

制氧机的过滤棉需要定期清洗。

四、居家护理必需的备用设备或辅具

在 ALS 的居家护理中，有一些设备或辅具是不可或缺的，为了保障患者的生命安全，这类设备或辅具必须保证有一个以上的备用品。

（一）简易呼吸器

在停电、患者转运、呼吸机出现故障、气管切开患者突发呼吸困难等紧急情况下，使用简易呼吸器是最基础也是最可靠的急救方法。

照护者日常需要将简易呼吸器放在离患者近且便于拿取处；经常检查，保证其正常使用。简易呼吸器用后应消毒。

（二）备用呼吸机

患者若每天连续使用无创呼吸机的时间在 8 小时以上，则要配备备用呼吸机。气管切开后采用有创机械通气的患者、不能脱离呼吸机的患者，必须配备备用呼吸机。

（三）备用气管切开导管

气管切开患者居家必须配备一支以上常用型号的气管切开导管，同时，必须配备一支比常用导管型号小半号的导管；可选择有气囊上吸引功能（带排污口）的气管切开导管。

（四）备用胃造瘘管/鼻胃管

胃造瘘/鼻饲患者居家必须配备一支以上常用型号的胃造瘘管/鼻胃管，以备脱管或换管时使用，同时，备用一支比常用型号小一号的胃造瘘管/鼻胃管，当重新置入不畅时应急使用。

（五）报警辅具

无线呼叫器适用于呼叫困难但手指还能活动的患者。按铃放在患者手边，响铃放在一个大家都能听到声音的地方，铃一响，房间里的人都要马上去看患者，不管是否已经有人在那了。带报警功能的血氧饱和度监测仪、有呼叫功能的眼控仪、人工智能看护系统等也都可以起到紧急报警的作用。

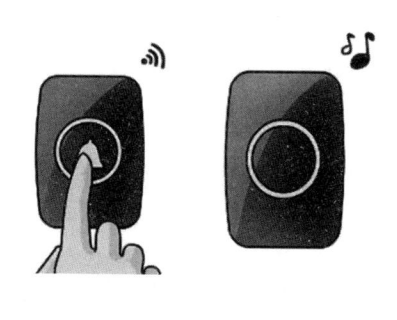

（六）备用吸痰设备

ALS 患者居家必须配备手动吸痰器，可在停电、患者转运、电动吸痰器出现故障等紧急情况下使用。照护者日常要将手动吸痰器放在离患者近且便于拿取处；经常检查，保证其能正常使用；用后应消毒。同时，还须备用一台电动吸痰器。

（七）备用呼吸机、咳痰机管路

除日常使用的呼吸机、咳痰机管路外，这些管路应至少各备用一套，保持清洁，并定期检查。

（八）备用电源

1. 在以下情况下，要配备不间断电源（uninterruptible power supply，UPS）。
（1）患者完全不能脱离呼吸机，或者每天连续使用呼吸机的时间较长。
（2）居家所在地区经常停电。
（3）患者在出行中需要使用呼吸机等设备。
2. 常用备用电源种类包括电池组（UPS+ 蓄电池）、逆变器、电小二、锂电池、小型发电机。其中，UPS+ 蓄电池属于清洁能源，储电量大且供电平稳，可支持呼吸机等多种设备同时用电，患者使用较多。大多数无创呼吸机没有内置电池，锂电池可作为其临时供电装备，但难以为更多的设备供电，锂电池的日常保养要求严格。小型发电机连续供电时间长，可支持多种设备同时用电，缺点是噪声大、有污染。

五、家庭康复护理中常见问题的处理方法

（一）造瘘口发炎或长肉芽

用等渗盐水或乳酸依沙吖啶溶液（俗称"黄药水"）浸泡的无菌纱布湿敷造瘘口，每天更换两至三次，两至三天后即可愈合。造瘘口有严重感染时，可滴入一至两滴黄药水，再用纱布覆盖。黄药水不容易清洗，在湿敷的纱布外边用干纱布覆盖，可防止弄脏衣物。减少对折、卡扣造瘘管，可延长其使用寿命。详细方法见本书第五章。

（二）吸痰

1. 经口吸痰　在经口吸痰时，下吸痰管的时候不加压，或者间断按住控制口轻微加压。当吸痰管触及咽喉时，患者会有条件反射，这是本能反应，照护者不必害怕。当吸痰管到达咽喉时，患者做吞咽动作，吸痰管可顺势进入气道。之后断续吸痰，照护者动作要轻柔，不要长时间按住控制口不松开。在为张口困难的患者吸痰时，照护者可以借助口腔导管等。

2. 气管切开患者吸痰　为气管切开患者吸痰要保证无菌操作，使用12#或14#硅胶管，当吸痰管触碰到气道底部时，应上提吸痰管1 cm左右，避免直接刺激黏膜，每次吸痰时间不超过15秒。最好选用带有气囊上吸引功能的气管切开导管，固定带的松紧程度以固定带与脖子之间可伸进两根手指为宜。气囊硬度与鼻尖硬度接近即可，每天抽出气囊内空气一至两次，每次15~20分钟。气管切开导管管壁内外用蘸取75%乙醇溶液的棉签消毒。

（三）口腔护理

根据患者不能自理的程度，照护者将电动牙刷、电动冲牙器、婴儿刷牙指套依次用于患者不同阶段的口腔护理；可用婴儿硅胶勺充当压舌板或开口器，不伤牙齿；喂药滴管用于给患者润口，可避免呛咳。

（四）预防皮肤压疮

在家庭康复护理过程中，要避免皮肤因受到搓、硌、拉、拖、拽、湿沤、浮肿等出现损伤。合理使用体位垫可预防压疮，促进创口康复。耳部护理垫圈（图6-3）采用立体环形结构，中空式设计，并选用透气的柔性颗粒，对耳部和身体其他部位的压疮有很好的防治作用。

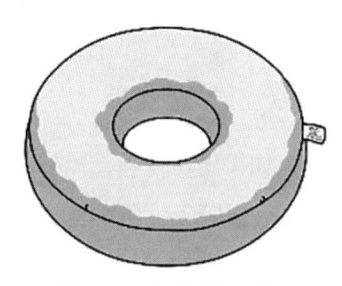

图6-3　耳部护理垫圈

（五）协助排尿、排便

当患者排尿无力时，照护者可用手轻敲患者膀胱位置刺激其排尿，切忌用力按压膀胱，以免造成损伤。偶发的尿潴留可临时通过一次性导尿解决，若患者长期排尿困难，则要使用留置导尿管或进行膀胱造瘘。照护者在为无力排便的患者进行人工取便时，要避免肠道脱出。

（六）防治汗沤

患者腋下、大腿根部容易被汗液沤伤，照护者可将医用纱布或纸巾折叠好，夹在患者腋窝、大腿根部吸汗，并随时更换，避免汗液刺激皮肤。

六、家庭康复护理必须掌握的紧急情况处理方法

（一）被卡住或噎住

如果患者被卡住或噎住，照护者不要用手去抠，避免异物在刺激下反而进入气道更深处，而应用海姆利希手法（见本书第五章）。如果患者失去意识，照护者要先做心肺复苏，再应用海姆利希手法。

（二）呛咳

如果出现呛咳，照护者不能给患者拍背，患者要努力镇静下来，用鼻子进行长、慢呼吸，照护者在安抚患者紧张情绪的同时，用手沿患者食管位置在前胸、后背做往下"推"的动作。照护者如果发现患者开始出现喝水呛咳或被口水呛到的现象，就要将胃造瘘计划提上日程，在日间照料中，要更加注意口腔清理和口水引流，避免口腔中残留的食物残渣造成呛咳和误吸。

（三）痰液堵塞窒息

如果患者出现痰液堵塞窒息，照护者应立即采取翻身、叩背或"推痰"法，使痰液上行，使用咳痰机、吸痰器辅助痰液排出。当气管切开患者出现痰液堵塞窒息时，照护者可使用简易呼吸器紧急处理。

为防止出现痰液堵塞，照护者日常要做好排痰工作，包括气道湿化，定时翻身、叩背、雾化、吸痰。当气管切开患者出现气道干涩时，照护者要增加气道湿化，或采用气管滴注法稀释痰液。

（四）忽然大量出汗，并感觉极度不适

如果患者出现这种情况，照护者应为其检查血氧饱和度、心率、血压、血糖，做排痰处理（翻身、叩背、咳痰、吸痰），补充电解质，谨防其出现低钠、低钾。对于使用呼吸机的患者，照护者还要检查呼吸机参数。

（五）摔倒

ALS 患者要想尽一切办法避免摔倒。但患者在行走或照护者协助其站起时，还是容易出现摔倒的情形。此时要注意的是，尽量缓慢倒地，避开身边障碍物，避免试图用手支撑，以免造成骨折。倒地后，照护者不要强拉、强拽患者起身，可采取抱的动作，或将移动平板（也称"过床板"）或床单垫在患者身下，再将患者抬到床上。

在协助患者从轮椅或床边站起、转移的时候，照护者用膝盖将患者的双腿合拢并顶住患者双膝，以免患者腿部弯曲，整个身体下沉倒地。如果照护者已经无法控制患者身体下沉，可让患者顺势倒地后，将移动平板或床单垫在患者身下，再将患者抬到床上。患者摔倒后，照护者注意检查患者身体肌肉、骨骼、头部有无受伤，再决定是否就医。

为防止患者摔倒，应避免其单独行走，可使用助行器、安全带（如抓束带等），以加强防护力度。

（六）胃造瘘管堵塞

1. 处理方法

（1）抽吸法：反复进行脉冲式抽吸，可解决轻度堵塞。

（2）浸泡法：将胃造瘘管中的食物挤出，向胃造瘘管注入温开水、胰酶片水、醋或刚开启的可乐，浸泡 20 分钟左右，再进行脉冲式抽吸，反复数次。

（3）导丝疏通法：用专用导丝疏通。

（4）换管：如果上述方法仍不能解决管路堵塞，就要换管。若胃造瘘管是球囊管，可以在家换；若是蘑菇头管，需要到医院换。

2. 预防胃造瘘管堵塞的方法　预防胃造瘘管堵塞的方法见本书第五章，此外还要注意以下几点。

（1）在食材处理方面，肉类中的骨、筋、膜一类物质要剔除干净，粗且长的蔬菜筋要择除。

（2）流食研磨要精细，研磨次数要足够多，以目测匀浆细腻，看不到大的颗粒为宜，这样才可以杜绝堵塞的可能。

（3）照护者在喂食过程中，当感觉到推入有阻力时，应立即停止喂食，避免加大力度强行推入造成严重堵塞。

（七）胃造瘘管脱出

1. 换管　用家中备用的球囊管，按步骤更换。

2. 临时处理　如果家中没有备用管，照护者可将脱出的胃造瘘管用碘伏或75%乙醇溶液擦拭消毒后，顺造瘘口放回，支撑住造瘘口，或用口径接近的无菌导尿管、吸痰管临时支撑住造瘘口。做好临时处理后，带患者就医或购买新管。

3. 检查造瘘口周围皮肤　若皮肤损伤较大，应就医处理。

4. 提示　家庭康复护理除了常备正常使用型号的胃造瘘管，还应配备一支比正常型号小一号的造瘘管，以备换管不顺利时应急使用。

（八）气管切开导管脱出

当气管切开导管脱出时，患者呼吸困难，危及生命，必须立即处理。

1. 当气管切开导管脱出时，务必先用注射器抽出气囊中残存的空气，避免导管卡在气道中无法进行下一步操作。

2. 抽空气囊后，马上插入新导管。

3. 如果没有备用导管，可将原导管消毒后马上重新插入气道，固定好，接好呼吸机，立即就医。

4. 家庭康复护理除了常备正常使用型号的气管切开导管，还应配备一支比正常型号小一号的气管切开导管，以备换管不顺利时应急使用。

（九）突然停电或呼吸机出现故障

呼吸机在使用中停电或出现故障是很危险的。照护者要留意以下两点：一是预防停电；二是在停电的情况下，首先要给患者打开呼吸通道。

1. 预防停电　若已经配备 UPS，则应把 UPS 与呼吸机串联，停电时电源会自动切换，呼吸机会不间断工作。日常要做好 UPS 的保养，定期放电，检查电池电量情况。无论家中是否配备 UPS，都必须配备简易呼吸器，并将之放在方便拿取的地方，定期检查，保证完好，随时备用。

2. 打开呼吸通道　在患者使用无创呼吸机时，若突然停电或呼吸机出现故障，照护者首先要去掉患者的呼吸面罩，让患者自己呼吸；如果患者出现呼吸困难，照护者要立即使用简易呼吸器。如果是不能脱机的气管切开患者，照护者应马上打开吸痰口，然后去掉延长管，改用简易呼吸器；如果是可以脱机的气管切开患者，照护者应马上打开吸痰口，然后去掉延长管，使用人工鼻。

3. 排查原因　完成上述应急处理后，照护者进行下一步工作：询问停电原因、预计供电时间等。根据情况决定采取联系电源（发电机）、呼叫救护车、转送医院等措施。

（十）呼叫救护车

1. 注意事项　照护者在拨打急救中心电话时要保持镇定，回答接线员的问题要简洁明了，讲话清晰。一定要在 120 接线员挂断电话后再挂电话。打印一张提纲备用，如图 6-4。

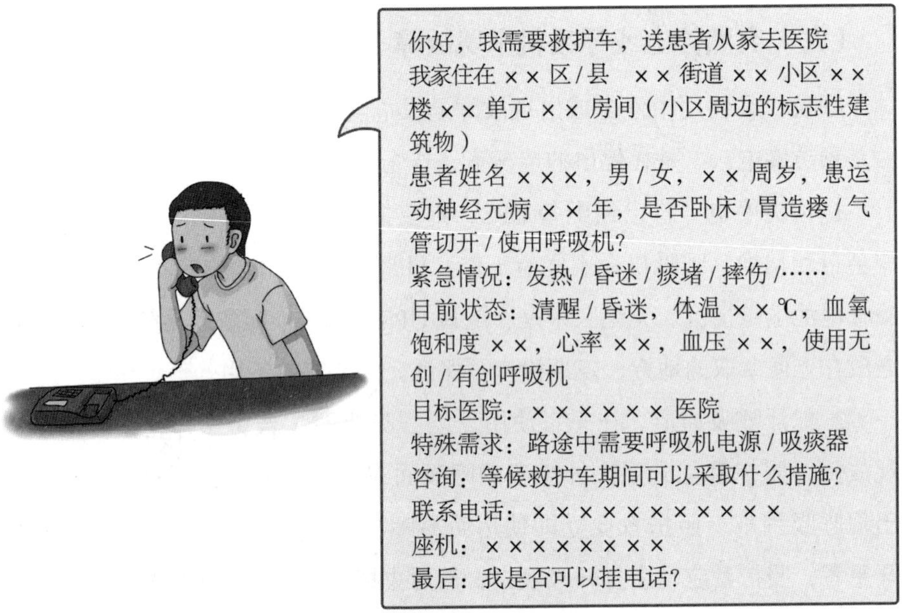

你好，我需要救护车，送患者从家去医院
我家住在××区/县 ××街道××小区××楼××单元××房间（小区周边的标志性建筑物）
患者姓名×××，男/女，××周岁，患运动神经元病××年，是否卧床/胃造瘘/气管切开/使用呼吸机？
紧急情况：发热/昏迷/痰堵/摔伤/……
目前状态：清醒/昏迷，体温××℃，血氧饱和度××，心率××，血压××，使用无创/有创呼吸机
目标医院：××××××医院
特殊需求：路途中需要呼吸机电源/吸痰器
咨询：等候救护车期间可以采取什么措施？
联系电话：××××××××××
座机：××××××××
最后：我是否可以挂电话？

图 6-4　呼叫救护车提纲

2. 等待救护车时应该做什么

（1）手机随身携带，并保持通畅，安排人员准备接车。

（2）联系物业，保证救护车顺利进入小区。检查电梯情况，准备搬运。如果需要走楼梯，尽量清理楼道、走廊，移除影响搬运患者的杂物。

（3）随时关注患者病情，轻唤患者名字，通过观察胸廓、腹部起伏情况等方法判断呼吸情况，一旦出现呼吸骤停，应立即进行心肺复苏。清除患者口中异物，打开呼吸通道。

（4）准备好患者的医保卡、就诊记录及家庭护理记录、呼吸机（倒掉湿化器里的水）、移动电源、简易呼吸器、手动吸痰器/吸痰管、纸巾/消毒纸巾、便壶/尿袋、一瓶矿泉水。

（5）以争取时间为原则，家人不要因纠结"去哪个医院"等而发生争执，以免耽误时间。

（十一）气管切开患者出院回家准备

1. 调试好呼吸机　在气管切开后，照护者应尽快给患者换上准备回家使用的呼吸机（若需要改装原有的呼吸机，要配置延长管、平台漏气阀，并确定原有的呼吸机湿化器湿化效果良好）；请医生依据血气分析等检查结果帮助调整参数；经过调试和检查，患者能适应将在家里使用的呼吸机。绝大多数患者是可以适应的。在适应家用呼吸机的过程中，照护者不要给患者不良的心理暗示，要避免心理因素导致患者感觉不适。

2. 患者的身体和心理准备　若患者病情稳定，各项检查指标正常，医生评估后会允许其出院回家。照护者要让患者相信在家也可以得到正确的护理，各种防护措施和照护安排能保证其安全。

3. 设备、器械及其他用品的准备

（1）呼吸机、备用呼吸机、简易呼吸器。

（2）呼吸机相关耗材（呼吸机管路、平台漏气阀、过滤棉等）。

（3）吸痰器、备用吸痰器、手动吸痰器。

（4）吸痰相关耗材：吸痰管（气管切开后最好使用硅胶材质的吸痰管）、吸痰手套（医用灭菌）、吸引管（定期更换）。

（5）咳痰机（选用）及相关耗材（管路、细菌过滤器等）。

（6）家用制氧机或氧气瓶。

（7）备用电源或停电应急方案。

（8）检测用品：气囊测压表、血氧饱和度监测仪、血压计、体温计。

（9）防压疮床垫：防压疮气床垫、乳胶床垫等。

（10）居家消毒用品：紫外线消毒灯、空气净化器、手消毒液、物品消毒液/消毒药片。

（11）气管切开护理用品：气管切开导管（记录好导管的型号）、换药钳/夹、气管切口使用纱布（Y形纱布或用医用纱布自己剪口）、消毒用品（碘伏、75%乙醇溶液、生理盐水、棉签、消毒药片)、10 mL 注射器（给气囊打气用）、呼吸机湿化器用水（灭菌注射用水或蒸馏水）。

4.气管切开护理技能及用品

（1）掌握上述设备、器械及其他用品的正确使用、清洁、消毒方法。

（2）气管切口护理：消毒、换药、处理肉芽。

（3）气道湿化：使用湿化器、雾化、气管滴注。

（4）预防与护理压疮。

照护者需要向医生、护士学习以上专业知识及手法，并在医生、护士指导下实践操作，多和医生、护士沟通协商，最好能在出院后得到他们的持续指导和帮助。

5.药品　准备神经内科常规药，以及化痰、消炎、退热、防感冒、利尿、抗外伤感染等的药物。

6.家居环境准备　在患者回家前，做好家庭卫生清洁和环境改造。特别要布置好患者居室，尽量不要在患者回家后再做大的变动。

（十二）胃造瘘手术后出院回家准备

1.记住胃造瘘管型号。

2.学习胃造瘘换药、喂食方法。

3.学习造瘘口肉芽处理方法。

4.准备造瘘口护理用品，包括备用胃造瘘管、换药钳/夹、消毒用品（碘伏、75%乙醇溶液、乳酸依沙吖啶溶液、生理盐水、医用纱布、棉签）、康复新液。

5.准备流食加工器，如食品料理机、破壁机等。

6.制订营养食谱。

第三节　患者家属的心理护理

本节由患者家属撰写，作者深知"未经身受，不知其苦"的道理。撰写者结合自己照护患者的亲身经历，以及和不同家属交流后的感受，以不同阶段的心理变化为主线叙述，希望照护者在照护过程中也能重视自己及其他家属的心理护理，在"抗冻"的过程中能及时发现心理问题，并正确疏导，进而缓解焦虑和压力，增强情绪的稳定性，才能更好地照护患者。

一、家属的心理建设

当一个家庭成员确诊时，家属的心理状态往往是最容易被忽视的。

（一）患者未确诊阶段

此时，家属的态度是积极的，抱有希望的。家属只要听说某地有好医生，就会尽其所能地带患者前往，希望患者早日康复。在这个阶段，希望和侥幸的心理支撑着家属奋力奔波。但这个阶段也是迷茫期，家属虽然态度积极，但在心理上是迷茫的，抱着一丝希望找到好医生医治。在这个阶段，家属需要做好以下几点。

1. 尽量保持头脑清醒，可以根据患者当前出现的相关症状上网检索资料，对患者的状态和病症有一个大概的预判。

2. 去正规医院的神经内科挂号就诊，以防被"江湖骗子"抓住患者及其家属不知具体病症和想恢复健康的心理而上当受骗，进而耽误病情。

（二）患者确诊阶段

从未确诊时的迷茫期到真正找到权威医院并被确诊为 ALS，每个患者家庭都会有不同的经历。有的家庭住在大城市，获取医疗和信息都比住在偏远地区的家庭更有优势，从患病到确诊的时间可能会缩短，会少走一些弯路。而对住在偏远地区或患者拒绝配合的家庭而言，从患病到确诊的过程会被拉长，进而不同患者被正规医院确诊时所表现的症状也不同。在这个阶段，有一些心理承受能力脆弱的家属会表现出难以接受，心理上无比地抗拒，甚至怀疑确诊的结果。ALS 患者大部分为中年发病，这个年纪的患者往往上有老，下有小，是家里的顶梁柱，一旦被确诊为 ALS，就意味着家里的顶梁柱塌了。这时候，家属连最初患病时仅存的侥幸心理也必须要摒弃了。家属没有充分的心理准备接受确诊结果。有的家属还需要隐瞒患者，独自面对诊疗结果，只能自己承受此时的打击及内心的恐惧和压力，有抑郁的风险。在这个阶段，家属要特别注意自己的身心健康。

1. 家庭成员之间要细心观察，彼此劝慰。

2. 作为家属个体，对于自己的心理起伏是能明显感受到的，如果有了自我觉察，不要忽略和压抑这种内在的心理变化，需要适时进行调整。

3. 调整的方式有很多种，如找到能共情的人倾诉和发泄，到独立空间放肆大哭一场，以运动的方式让压力释放等。

4. 去心理门诊进行专业的咨询和疏导。

5. 因压力大而失眠的人群可以去医院遵医嘱服用助眠药物。

6. 学会释放自己的情绪，找到合适的方式进行情绪的宣泄和调节。家属对自我的关注和调节，从这个阶段开始要一直给予足够的重视。

（三）患者护理阶段

在经历了前两个阶段后，大部分家属从心理上慢慢地开始接受这个疾病。也有少部分家属依然会回到第一阶段，去四处求医问诊，希望有奇迹出现，更希望有误诊的可能。这部分家属需要尽快调整心态，尽量少走弯路，谨防被骗。在病友群内，经常会有家属分享各自在尝试不同的治疗方法或报名参与某些医学项目的研究，我在照护过程中也自学过针刺、拔罐、艾灸等。当然，不放弃希望对患者和家属来说是很重要的精神支柱，但是在此过程中，患者及其家属难免会抱着"死马当活马医"的心态在进行不同尝试的路上越走越远，甚至被骗，让本来就不幸的家庭雪上加霜。人的悲喜并不相通，骗子不会了解 ALS 患者家庭是多么不幸，只会抓住我们想治疗的心理来赚钱。这时候，我们最需要的是保持清醒的头脑，理智选择尝试，而不是来者不拒，照单全收地尝试每一种方法。我作为一个家属，也无时无刻不希望有奇迹出现。记得曾经有一个人带着熬药锅和他的秘方说来免费帮我，我感激得涕泪横流。那时候我年纪小，没有什么社会经验，认为不收费还帮我的人肯定就是好人。所以我在接受他帮助的时候真的希望这次能对症，我对上天祈祷奇迹的发生，但是奇迹没发生。所以，真心地希望家属们能少走弯路。这里需要强调的是，少走弯路不代表破罐子破摔，听天由命，而是转变心态，在积极治疗的同时，尽量学习护理患者的相关知识。

在一个家庭中，除了患者，还有很多家属，这个阶段出现了家庭分工，其中一名家属会成为主要照护者，这名家属既要有足够的心理准备去面对退出职场、脱离社会、需要在之前不擅长的领域内学习照护知识进而蜕变为长期照护者的角色改变，也要在一定程度上尝试直面生死，这对患者在中后期的一些医疗介入和安宁照护至关重要。

1. 患者家属成为照护者的学习过程　对慢慢开始接受变成照护者的家属而言，这个阶段会有很多的问题和困惑，主要有对病情、治疗方案和后续护理等方面存在的疑虑和不确定感，对照顾患者的无力感，对经济方面的焦虑感，等等。这个阶段我们可以从以下几个方面入手。

（1）需要关注相关网站、平台和公众号，了解针对患者所处的不同阶段需要做好哪些照护准备。

（2）可进入 ALS 病友群，与众多患者及其家属进行交流和学习。群论坛里有很多针对患者各种症状的解决办法，如口水多怎么办、四肢水肿怎么办等问题，照护者在论坛里都可以找到办法。这样，照护者可以更快速地上手为患者解决相关问题。

（3）可关注并参与该领域专家免费教授的线上课程。

（4）可以通过联系 ALS 患者关爱中心获得专业护理知识及所需护理物品的支持。

（5）家庭条件有限的患者还可以联系当地残联和社区，农村地区的患者可以联系当地的村委会，咨询当地相关的优待政策。

（6）联系当地的志愿者组织，向他们寻求帮助，如照护者体力有限，无法满足患者在春夏季天气好时到户外的诉求，可以向这些组织求助。

（7）联系中介储备护工。

（8）当家属尽其所能地做到最好时，有些患者会因病而忽视家属的付出和用心，这时，家属要想到患者的心焦并不是针对自己，情绪就会好很多。

患者和家属有的放矢地向正确渠道寻求帮助，会得到正向反馈，减少迷茫和焦虑带来的心理压力，明白原来自己不是"孤军奋战"，在"抗冻"的路上，有社会和无数个家庭携手前行，这样便会有一直走下去的底气。

2.患者家属的心理建设过程　患者家属需要足够的心理准备直面生死。这个问题由于种种情况往往会被刻意回避。其实，从我们出生那一刻起，每个人都在走向死亡，只是在这个过程中，我们拥有不同的人生剧本，在演绎剧本时，我们沉浸于各自的角色而忽视了终点。当终点来临的时候，我们会心生恐惧，却又无能为力。一些患者和家属在经历了内心的深度煎熬和不知死亡何时来临的恐惧后，会更愿意相信玄学与宗教的力量，以此来寄托精神。无论以何种方式，直面这个问题是很必要的。在初期，我们会脆弱，会逃避。但忽视不等于消解，问题依然是存在的，随着患者病情的发展，我们会清楚地明白，逃避是心灵的避风港，但不是现实的避难所。家属和患者都需要做好直面生死的心理建设，只是重点不同。这里先介绍家属做好这方面心理建设的必要性。

（1）中后期的患者会有各种相应的医疗手段介入来维持生命。例如，吞咽困难的患者需要决定是否将营养支持由鼻饲改为胃造瘘；随着病情的发展，患者需要将无创呼吸机改为有创呼吸机，如何抉择及时间的选择需要家属和患者进行耐心的沟通，在患者理解并同意后，这些才能更好进行。以上手术是非常成熟的，尽管如此，但做手术需要家属签字，签字时医生会明确告知手术是有风险的。如果没有相应的心理建设，家属就会感到无比恐惧和崩溃。我永远也忘不了那种煎熬，哪怕胃造瘘手术只有短短的十几分钟，我却觉得像过了十年一样。

（2）当真正直面生死时，家属更要告诉自己在有限的时间内不留遗憾。当子女作为照护者时，其会深刻体会子欲养而亲不待的无奈，进而更珍惜和父母相处的时光，尽可能地在有限的时间内及时行孝，不留遗憾。当爱人作为照护者时，其也会在相处时给予更多的爱，不留遗憾。

（3）如果家属明白"烟花虽短，但它有绚烂的一生"，就会以良好的心态照护患者，与患者沟通，让患者在爱的包围里保持生的希望，能带动患者在日常相处中自然地表达出自己的愿望和嘱托，从而家属能在患者状态比较好的时候及时帮助其实现愿望。这样家属和患者不仅能在日常照护的相处中增进彼此之间的感情，也能为之后的终点提前做好规划，不至于当有突发状况时，都措手不及。

（4）认清现实的残酷，却依然热爱生活。这是我们每一个家属都要面临的考验。只有我们有足够的心理准备，才会更好地应对挑战，因为目前有很多 ALS 患者生活质量很好且生存时间很长的案例。这些都鼓励我们以良好的心态前行。日子虽苦，仍旧会在苦里开出花来。良好的心态不仅能延长患者的生存时间，还会让家属有足够的时间鼓起面对真相的勇气，有足够的智慧走出患者离开后的阴霾。

二、安宁疗护

在经过以上的心理建设后，家属会明白，人生百年，亦有去日。我们也就来到安宁疗护这个部分。安宁疗护也称为临终关怀、缓和医疗，是为生命末期的患者提供全面的照护。在 ALS 中晚期，家属应在日常为安宁疗护做好准备和铺垫，帮助患者以舒适、安详、有尊严的方式度过生命最后的时光。在实施安宁疗护时，除了日常护理，我们还应注意以下几个方面。

（一）建立生死观

生老病死是人生常态，家属在自己接受这一观点的同时，帮助患者接受。印光大师曾说："世间最可惨者，莫甚于死，而且举世之人，无一能幸免者，以故有心欲自利利人者，不可不早为之计虑也。"

（二）避免过度治疗

当治疗无法阻止死亡时，应避免过度治疗，转而关注如何让患者享受最后的时光。例如，胃造瘘是一个小手术，但患者可能是抗拒的，在做胃造瘘手术之前，家属需要给患者提前做思想工作；后期是否使用有创呼吸机需要家属和患者更深入地沟通，让患者充分明白有创呼吸机介入的必要性后，决定是否接受气管切开等。

（三）尊重患者意愿

尊重患者的文化背景、宗教信仰等，满足患者的特殊愿望和需求。此处以佛教为例，佛的生死观认为，生命不是一次性的，劝临终之人念佛，家属为其助念，以消除宿业，增长净因，蒙佛接引，往生安乐净土。家属可以以此做好准备，第一，劝导患者放下一切，令生正信，若有事交代，尽早交代，交代后则一心念佛求生净土；第二，家属若无信仰，可找当地助念团为临终患者开示助念，家属尽力配合即可；第三，家属提前了解一些临终助念常识，如按佛教仪轨，为临终患者助念时，家属不要哭泣打扰。佛教认为，患者断气后，家属不可立即搬动患者，不可哭泣，需要再助念至少六小时，再为患者清洗、穿衣等，具体可熟阅《饬终津梁》。若患者信仰其他宗教，家属也要尊重、遵守其仪轨，目的就是让患者减少恐惧，安详离世，家属也能减轻悲伤及思念。至于宗教是否科学，在此时已经不重要了，因为我们的本意是尊重患者的意愿及信仰。

（四）提供情感支持

我们鼓励家属多陪伴患者，给予他们温暖和关爱，让患者感受到家属的支持和陪伴。

（五）提供心理支持

有信仰的家属可以帮助患者借助宗教减少其对死亡的恐惧。

三、丧亲关怀

本部分内容在《运动神经元病康复护理指导手册》（第一版）里只有寥寥数语，那时，我们不是没想到这个部分需要展开来写，实在是因为该话题太过于沉重。在本次改版过程中，我们决定将这部分内容进行丰富，因为这也是我们想回避却又无法回避的一个问题。我也会把记忆拉回几年前，这种感觉就像早已愈合的伤疤在多年以后又需要被重新揭开，并用力翻搅，让人感到疼痛钻心，但希望我们每个家属在亲人离开后都能尽快地走出阴霾，因为属于我们自己的人生路还很长。

当生命走到终点，我们该如何面对？丧亲之痛是我们每个人都需要面对的，或早或晚。只是 ALS 的特殊之处是让作为主要照护者的家属在和患者相处几年或十几年后，突然失去了精神支柱。在这个时候，我们要做好丧亲关怀。

(一)避免刺激源

就我个人而言,我当时住的是租的房子,我退掉了房子,辞职,去了别的城市,换了一个新环境,尽可能避免睹物思人,以得到情感上的舒缓。

(二)情感宣泄

培养或重拾自己的兴趣爱好,通过这种新的行为转移注意力,释放情感,也可以通过养宠物进行疗愈。

(三)亲情联结

我们可以学习传统文化,了解传统习俗,在特定的节日,如清明节、中元节等,通过一些传统的方式与逝去的亲人建立一种超越生死的联结,感受他们的精神依然与我们同在。

(四)精神慰藉

我们可以选择一种宗教,让自己通过信仰进一步探寻生命、宇宙和存在的意义,以一种新的方式去纪念逝去的亲人,帮助自己和过去和解,找到内心的安宁。

(五)心灵疗愈

我们可以多接触大自然,增加户外运动,如旅游、徒步等,在大自然中找到内心的平静与安慰,帮助自己从悲伤中恢复。

(六)哀思转化

每一个离开我们的亲人都希望我们能够幸福,我们要牢记这一点,把哀思转化成积极向上的动力,感受生命的美好。

哀伤是一个很漫长的过程，但时间是治愈一切的良药，随着时间的推移，哀伤会逐渐变得可以承受。最后，我们希望每一个家属在照顾好患者的同时，也照顾好自己。

王金环、赵文静　编写

邹漳钰、姚晓黎、陈嬿　审阅

参考文献

[1] CHIÒ A, LOGROSCINO G, HARDIMAN O, et al. Prognostic factors in ALS: a critical review[J]. Amyotrophic Lateral Sclerosis, 2009, 10(5-6): 310-323.

[2] ROBBERECHT W, PHILIPS T. The changing scene of amyotrophic lateral sclerosis[J]. Nature Reviews Neuroscience, 2013, 14(4): 248-264.

[3] MANDRIOLI J, FAGLIONI P, NICHELLI P, et al. Amyotrophic lateral sclerosis: prognostic indicators of survival[J]. Amyotrophic Lateral Sclerosis, 2006, 7(4):211-220.

[4] KIERNAN M C, VUCIC S, CHEAH B C, et al. Amyotrophic lateral sclerosis[J]. The Lancet, 2011, 377(9769): 942-955.

[5] 杨琼, 樊东升. 肌萎缩侧索硬化症临床诊断进展 [J]. 中国现代神经疾病杂志, 2012, 12(003): 245-251.

[6] SABATELLI M, MADIA F, CONTE A, et al. Natural history of young-adult amyotrophic lateral sclerosis[J]. Neurology, 2008, 71(12): 876-881.

[7] BEGHI E, LOGROSCINO G, CHIÒ A, et al. The epidemiology of ALS and the role of population-based registries[J]. Biochimica et Biophysica Acta (BBA)-Molecular Basis of Disease, 2006, 1762(11): 1150-1157.

[8] LOGROSCINO G, TRAYNOR B J, HARDIMAN O, et al. Descriptive epidemiology of amyotrophic lateral sclerosis: new evidence and unsolved issues[J]. Journal of Neurology, Neurosurgery & Psychiatry, 2008, 79(1): 6-11.

[9] FERGUSON T A, ELMAN L B. Clinical presentation and diagnosis of amyotrophic lateral sclerosis[J]. NeuroRehabilitation, 2007, 22(6): 409-416.

[10] LOGROSCINO G, TRAYNOR BJ, HARDIMAN O, et al. Incidence of amyotrophic lateral sclerosis in Europe[J]. Journal of Neurology, Neurosurgery & Psychiatry, 2010, 81(4):385-90.

[11] LEE C T, CHIU Y W, WANG K C, et al. Riluzole and prognostic factors in amyotrophic lateral sclerosis long-term and short-term survival: a population-based study of 1149 cases in Taiwan[J]. Journal of Epidemiology, 2013, 23(1):35-40.

[12] CHIÒ A, MORA G, CALVO A, et al. Epidemiology of ALS in Italy: a 10-year prospective population-based study[J]. Neurology, 2009, 72(8):725-731.

[13] CIMA V, LOGROSCINO G, D'ASCENZO C, et al. Epidemiology of ALS in Padova district, Italy, from 1992 to 2005[J]. European Journal of Neurology, 2009, 16(8): 920-924.

[14] RAGONESE P, CELLURA E, ARIDON P, et al. Incidence of amyotrophic lateral sclerosis in Sicily: a population based study[J]. Amyotrophic Lateral Sclerosis, 2012, 13(3): 284-287.

[15] LOGROSCINO G, BEGHI E, ZOCCOLELLA S, et al. Incidence of amyotrophic lateral sclerosis in southern Italy: a population based study[J]. Journal of Neurology, Neurosurgery & Psychiatry, 2005, 76(8): 1094-1098.

[16] SINGER M A, STATLAND J M, WOLFE G I, et al. Primary lateral sclerosis[J]. Muscle & nerve, 2007, 35(3): 291-302.

[17] WIJESEKERA L C, MATHERS S, TALMAN P, et al. Natural history and clinical features of the flail arm and flail leg ALS variants[J]. Neurology, 2009, 72(12): 1087-1094.

[18] COURATIER P, TRUONG C T, KHALIL M, et al. Clinical features of flail arm syndrome[J]. Muscle & nerve, 2000, 23(4): 646-647.

[19] DEL AGUILA M A, LONGSTRETH W T, MCGUIRE V, et al. Prognosis in amyotrophic lateral sclerosis: A population-based study[J]. Neurology, 2003, 60(5): 813-819.

[20] SCOTTON W J, SCOTT K M, MOORE D H, et al. Prognostic categories for amyotrophic lateral sclerosis[J]. Amyotrophic Lateral Sclerosis, 2012, 13(6): 502-508.

[21] FORBES R B, COLVILLE S, CRAN G W, et al. Unexpected decline in survival from amyotrophic lateral sclerosis/motor neurone disease[J]. Journal of Neurology, Neurosurgery & Psychiatry, 2004, 75(12): 1753-1755.

[22] CHIÒ A, MORA G, LEONE M, et al. Early symptom progression rate is related to ALS outcome A prospective population-based study[J]. Neurology, 2002, 59(1): 99-103.

[23] PREUX P M, COURATIER P, Boutros-Toni F, et al. Survival prediction in sporadic amyotrophic lateral sclerosis. Age and clinical form at onset are independent risk factors[J]. Neuroepidemiology, 1996, 15(3): 153-160.

[24] TESTA D, LOVATI R, FERRARINI M, et al. Survival of 793 patients with amyotrophic lateral sclerosis diagnosed over a 28-year period[J]. Amyotrophic Lateral Sclerosis and Other Motor Neuron Disorders, 2004, 5(4):208-12.

[25] CHRISTENSEN P B, HØJER-PEDERSEN E, JENSEN N B. Survival of patients with amyotrophic lateral sclerosis in 2 Danish counties[J]. Neurology, 1990, 40(4):600-604.

[26] TURNER M R, BAKKER M, SHAM P, et al. Prognostic modelling of therapeutic interventions in amyotrophic lateral sclerosis[J]. Amyotrophic Lateral Sclerosis and Other Motor Neuron Disorders, 2002, 3(1):15-21.

[27] MAGNUS T, BECK M, GIESS R, et al. Disease progression in amyotrophic lateral sclerosis: predictors of survival[J]. Muscle and Nerve, 2002, 25(5):709-714.

[28] KIHIRA T, YOSHIDA S, OKAMOTO K, et al. Survival rate of patients with amyotrophic lateral sclerosis in Wakayama Prefecture, Japan, 1966 to 2005[J]. Journal of the neurological sciences, 2008, 268(1): 95-101.

[29] ZOCCOLELLA S, BEGHI E, PALAGANO G, et al. Analysis of survival and prognostic factors in amyotrophic lateral sclerosis: a population based study[J]. Journal of Neurology, Neurosurgery & Psychiatry, 2008, 79(1): 33-37.

[30] DE CARVALHO M, MATIAS T, COELHO F, et al. Motor neuron disease presenting with respiratory failure[J]. Journal of the neurological sciences, 1996, 139: 117-122.

[31] LOUWERSE E S, VISSER C E, BOSSUYT P M, et al. Amyotrophic lateral sclerosis: mortality risk during the course of the disease and prognostic factors. The Netherlands ALS Consortium[J]. Journal of Neurological Sciences, 1997, 152 Suppl 1:S10-17.

[32] BROOKS B R. El Escorial World Federation of Neurology criteria for the diagnosis of amyotrophic lateral sclerosis[J]. Journal of the neurological sciences, 1994, 124: 96-107.

[33] BROOKS B R, MILLER R G, SWASH M, et al. El Escorial revisited: revised criteria for the diagnosis of amyotrophic lateral sclerosis[J]. Amyotrophic Lateral Sclerosis and Other Motor Neuron Disorders, 2000, 1:293-299.

[34] DE CARVALHO M, DENGLER R, EISEN A, et al. Electrodiagnostic criteria for diagnosis of ALS[J]. Clinical Neurophysiology, 2008, 119:497-503.

[35] TURNER M R, PARTON M J, SHAW C E, et al. Prolonged survival in motor neuron disease: a descriptive study of the King's database 1990-2002[J]. Journal of Neurology, Neurosurgery & Psychiatry, 2003, 74(7): 995-997.

[36] MILLUL A, BEGHI E, LOGROSCINO G, et al. Survival of patients with amyotrophic lateral sclerosis in a population-based registry[J]. Neuroepidemiology, 2005, 25(3): 114-119.

[37] TRAYNOR B J, CODD M B, CORR B, et al. Clinical features of amyotrophic lateral sclerosis according to the El Escorial and Airlie House diagnostic criteria: A population-based study[J]. Archives of Neurology, 2000, 57(8):1171-1176.

[38] NALINI A, THENNARASU K, GOURIE-DEVI M, et al. Clinical characteristics and survival pattern of 1,153 patients with amyotrophic lateral sclerosis: experience over 30 years from India[J]. Journal of Neurological Sciences, 2008, 272(1-2):60-70.

[39] MARTÍNEZ H R, MOLINA-LÓPEZ J F, CANTÚ-MARTÍNEZ L, et al. Survival and clinical features in Hispanic amyotrophic lateral sclerosis patients[J]. Amyotrophic Lateral Sclerosis, 2011, 12(3):199-205.

[40] FORBES R B, COLVILLE S, SWINGLER R J. The epidemiology of amyotrophic lateral sclerosis (ALS/MND) in people aged 80 or over[J]. Age Ageing, 2004, 33(2):131-134.

[41] BETTONI L, BAZZANI M, BORTONE E, et al. Steadiness of amyotrophic lateral sclerosis in the province of Parma, Italy, 1960-1990[J]. Acta neurologica scandinavica, 1994, 90(4): 276-280.

[42] MANJALY Z R, SCOTT K M, ABHINAV K, et al. The sex ratio in amyotrophic lateral sclerosis: A population based study[J]. Amyotrophic Lateral Sclerosis, 2010, 11(5): 439-442.

[43] NORRIS F, SHEPHERD R, DENYS E, et al. Onset, natural history and outcome in idiopathic adult motor neuron disease[J]. Journal of the neurological sciences, 1993, 118(1): 48–55.

[44] CHANCELLOR A M, SLATTERY J M, FRASER H, et al. The prognosis of adult-onset motor neuron disease: a prospective study based on the Scottish Motor Neuron Disease Register[J]. Journal of neurology, 1993, 240(6): 339–346.

[45] CAROSCIO J T, MULVIHILL M N, STERLING R, et al. Amyotrophic lateral sclerosis. Its natural history[J]. Neurologic clinics, 1987, 5(1): 1.

[46] CZAPLINSKI A, YEN A A, APPEL S H. Amyotrophic lateral sclerosis: early predictors of prolonged survival[J]. Journal of Neurology, 2006, 253(11): 1428–1436.

[47] O'TOOLE O, TRAYNOR B J, BRENNAN P, et al. Epidemiology and clinical features of amyotrophic lateral sclerosis in Ireland between 1995 and 2004[J]. Journal of Neurology, Neurosurgery & Psychiatry, 2008, 79(1):30–32.

[48] DOBLE A. The pharmacology and mechanism of action of riluzole[J]. Neurology, 1996, 47(6 Suppl 4): 233S–241S.

[49] TRAYNOR B J, ALEXANDER M, CORR B, et al. An outcome study of riluzole in amyotrophic lateral sclerosis--a population-based study in Ireland, 1996–2000[J]. Journal of Neurology, 2003, 250(4):473–479.

[50] MITCHELL J D, O'BRIEN M R, JOSHI M. Audit of outcomes in motor neuron disease (MND) patients treated with riluzole[J]. Amyotrophic Lateral Sclerosis, 2006, 7(2):67–71.

[51] FORBES RB, COLVILLE S, SWINGLER RJ, et al. Frequency, timing and outcome of gastrostomy tubes for amyotrophic lateral sclerosis/ motor neurone disease--a record linkage study from the Scottish Motor Neurone Disease Register[J]. Journal of Neurology, 2004, 251(7):813–817.

[52] YANG X, JI Y, WANG W, et al. Amyotrophic Lateral Sclerosis: Molecular Mechanisms, Biomarkers, and Therapeutic Strategies[J]. Antioxidants (Basel Switzerland), 10(7):1012.

[53] JAISWAL M K. Riluzole and edaravone: A tale of two amyotrophic lateral sclerosis drugs[J]. Med Res Rev, 2019, 39(2):733–748.

[54] MILLER R G, MITCHELL J D, MOORE D H. Riluzole for amyotrophic lateral sclerosis (ALS)/ motor neuron disease (MND)[J]. Cochrane Database Syst Rev, 2012(3):CD001447.

[55] AMADO D A, DAVIDSON B L. Gene therapy for ALS: A review[J]. Mol Ther. 2021,29(12):3345-3358.

[56] MILLER T M, CUDKOWICZ M E, GENGE A, et al. Trial of Antisense Oligonucleotide Tofersen for SOD1 ALS[J]. N Engl J Med, 2022, 387(12):1099-1110.

[57] PAGANONI S, MACKLIN E A, HENDRIX S, et al. Trial of Sodium Phenylbutyrate-Taurursodiol for Amyotrophic Lateral Sclerosis[J]. N Engl J Med, 2020,383(10):919-930.

[58] JIANG J, WANG Y, DENG M. New developments and opportunities in drugs being trialed for amyotrophic lateral sclerosis from 2020 to 2022[J]. Front Pharmacol, 2022,13:1054006.

[59] VUCIC S, FERGUSON T A, CUMMINGS C, et al. Gold Coast diagnostic criteria: Implications for ALS diagnosis and clinical trial enrollment[J]. Muscle Nerve, 2021, 64(5):532-537.

[60] Addendum: Relyvrio withdrawn[J]. Med Lett Drugs Ther, 2024,66(1704):96.

[61] CHIÒ A, CALVO A, ILARDI A, et al. Lower serum lipid levels are related to respiratory impairment in patients with ALS[J]. Neurology, 2009, 73(20):1681-1685.

[62] MARIN B, DESPORT J C, KAJEU P, et al. Alteration of nutritional status at diagnosis is a prognostic factor for survival of amyotrophic lateral sclerosis patients[J]. Neurol. Neurosurg. Psychiatry, 2011, 82:628-634.

[63] DORST J, KÜHNLEIN P, HENDRICH C, et al. Patients with elevated triglyceride and cholesterol serum levels have a prolonged survival in amyotrophic lateral sclerosis[J]. Journal of Neurology, 2011, 258(4):613-617.

[64] LINDAUER E, DUPUIS L, MÜLLER H P, et al. Adipose tissue distribution predicts survival in amyotrophic lateral sclerosis[J].Plos One, 2013, 8(6):1591-1594.

[65] DARDIOTIS E, SIOKAS V, SOKRATOUS M, et al. Body mass index and survival from amyotrophic lateral sclerosis: a meta-analysis[J].Neurology Clinical practice, 2018, 8(5):437-444.

[66] BANDRES-CIGA S, NOYCE A J, HEMANI G, et al. Shared polygenic risk and causal inferences in amyotrophic lateral sclerosis[J].Annals of Neurology, 2019, 85:470–481.

[67] DIEKMANN K, KUZMA-KOZAKIEWICZ M, PIOTRKIEWICZ M, et al. Impact of comorbidities and co-medication on disease onset and progression in a large German ALS patient group[J].Journal of neurology, 2020, 267(7):2130–2141..

[68] MANTGEM M R J V, EIJK R P A V, BURGH H K V D, et al. Prognostic value of weight loss in patients with amyotrophic lateral sclerosis: a population-based study[J].Journal of Neurology Neurosurgery & Psychiatry, 2020,91:867–875.

[69] ZHANG L, TANG L, HUANG T, et al. Life course adiposity and amyotrophic lateral sclerosis: a Mendelian randomization study[J].Annals of Neurology, 2020, 87(3):434–441.

[70] WEI Q Q , OU R , CAO B ,et al. Early weight instability is associated with cognitive decline and poor survival in amyotrophic lateral sclerosis[J].Brain Research Bulletin, 2021,171:10–15.

[71] BJORNEVIK K, O'REILLY É J, CORTESE M, et al. Pre-diagnostic plasma lipid levels and the risk of amyotrophic lateral sclerosis[J]. Amyotroph Lateral Scler Frontotemporal Degener, 2021 Feb,22(1–2):133–143.

[72] TANDAN R, LEVY E A, HOWARD D S, et al. Body composition in amyotrophic lateral sclerosis subjects and its effect on disease progression and survival[J]. The American Journal of Clinical Nutrition, 2022,115:1378–1392.

[73] RHEENEN W V, SPEK R V D, BAKKER M, et al.Common and rare variant association analyses in Amyotrophic Lateral Sclerosis identify 15 risk loci with distinct genetic architectures and neuron-specific biology[J].Nature Genetics,2021,53:1636–1648.

[74] CHEN H M, ZHANG J H, WANG T, et al. Type 2 diabetes mellitus and amyotrophic lateral sclerosis: genetic overlap, causality, and mediation[J].The Journal of Clinical Endocrinology & Metabolism, 2021.

[75] KANDLER K, WITZEL S, EDER K, et al. Phenotyping of the thoracic-onset variant of amyotrophic lateral sclerosis[J].Journal of Neurology, Neurosurgery and Psychiatry, 2022(5):93.

[76] XIA K, WITZEL S, WITZEL C, et al. Mutation-specific metabolic profiles in presymptomatic amyotrophic lateral sclerosis[J].European Journal of Neurology, 2023,30:87-95.

[77] ANSARI U, WEN J, TAGUINOD I, et al. Exploring dietary approaches in the prevention and management of Amyotrophic Lateral Sclerosis: A literature review[J]. AIMS Neurosci, 2023,10(4):376-387.

[78] D'ANTONA S, CARAMENTI M, PORRO D, et al. Amyotrophic Lateral Sclerosis: A Diet Review[J]. Foods, 2020, 10(12):3128.

[79] LUDOLPH A, DUPUIS L, KASARSKIS E, et al. Nutritional and metabolic factors in amyotrophic lateral sclerosis[J].Nat Rev Neurol,2023,19(9):511-524.

[80] ZARCO-MARTÍN M T, FREIRE C, ANDREO-LÓPEZ M C, et al. Malnutrition in Amyotrophic Lateral Sclerosis: Insights from Morphofunctional Assessment and Global Leadership Initiative on Malnutrition Criteria[J]. Nutrients,2024,16 (16):2625.

[81] VAN DAMME P, AL-CHALABI A, ANDERSEN P M,et al. European Academy of Neurology (EAN) guideline on the management of amyotrophic lateral sclerosis in collaboration with European Reference Network for Neuromuscular Diseases (ERN EURO-NMD)[J].Eur J Neurol,2024,31(6):e16264.

[82] 中华医学会肠外肠内营养学分会"营养风险-营养不足-支持-结局-成本/效果比（NUSOC）"多中心数据共享协作组.营养风险及营养风险筛查工具营养风险筛查2002临床应用专家共识（2018版）[J].中华临床营养杂志, 2018, 26(3):5.

[83] 中华医学会神经病学分会肌萎缩侧索硬化协作组.肌萎缩侧索硬化诊断和治疗中国专家共识2022[J].中华神经科杂志, 2022, 55(6): 581-588.

[84] 中华医学会肠外肠内营养学分会神经疾病营养支持学组，中华医学会神经病学分会神经重症协作组，中国医师协会神经内科医师分会神经重症专业委员会.神经系统疾病肠内营养支持中国专家共识(第二版)[J].中华临床营养杂志,2019,27(4):193-203.

[85] 中国康复医学会吞咽障碍康复专业委员会.中国吞咽障碍康复管理指南（2023版）[J].中华物理医学与康复杂志,2023,45(12):1057-1072.

[86] CHEN L, ZHANG B, CHEN R, et al. Natural history and clinical features of sporadic amyotrophic lateral sclerosis in China[J]. Neurol Neurosurg Psychiatry, 2015,86:1075–1081.

[87] Ahmed R M, Newcombe R E A, Piper A J, et al.Sleep disorders and respiratory function in amyotrophic lateral sclerosis[J].Sleep Medicine Reviews, 2016, 26:33–42.

[88] 中华医学会神经病学分会肌电图与临床神经电生理学组，中华医学会神经病学分会神经肌肉病学组．中国肌萎缩侧索硬化诊断和治疗指南 [J]．中华神经科杂志，2012,45(7):531-533.

[89] National Clinical Guideline Centre (UK). Motor Neurone Disease: Assessment and Management[J]. National Institute for Health and Care Excellence (UK), 2016,2.

[90] SANCHO J, SERVERA E, MORELOT-PANZINI C, et al. Non-invasive ventilation effectiveness and the effect of ventilatory mode on survival in ALS patients[J]. Amyotrophic Lateral Sclerosis Frontotemporal Degeneration, 2014,15:55–61.

[91] NARDI J, PRIGENT H, ADALA A, et al. Nocturnal oximetry and transcutaneous carbon dioxide in home-ventilated neuromuscular patients[J].Respiratory Care, 2012, 57(9): 1425-1430.

[92] BAXTER S K, BAIRD W O, THOMPSON S, et al. The use of non-invasive ventilation at end of life in patients with motor neurone disease: a qualitative exploration of family carer and health professional experiences[J]. Palliat Med, 2013, 27:516–523.

[93] ORTEGA-HOMBRADOS L, MOLINA-TORRES G, GALÁN-MERCANT A, et al. Systematic review of therapeutic physical exercise in patients with amyotrophic lateral sclerosis over time[J]. International journal of environmental research and public health, 2021, 18(3): 1074.

[94] CLAWSON L L, CUDKOWICZ M, KRIVICKAS L, et al. A randomized controlled trial of resistance and endurance exercise in amyotrophic lateral sclerosis[J]. Amyotrophic Lateral Sclerosis and Frontotemporal Degeneration, 2018, 19(3-4): 250-258.

[95] KIM S, XU Y, DORE K, et al. Fatigue self-management led by occupational therapists and/or physiotherapists for chronic conditions: A systematic review and meta-analysis[J]. Chronic Illn. 2022, 18(3):441-457.

[96] EDMOND E C, STAGG C J, TURNER M R. Therapeutic non-invasive brain stimulation in amyotrophic lateral sclerosis: rationale, methods and experience[J]. Neurol Neurosurg Psychiatry, 2019, 90(10):1131-1138.

[97] RANIERI F, MARIOTTO S, DUBBIOSO R, et al. Brain Stimulation as a Therapeutic Tool in Amyotrophic Lateral Sclerosis: Current Status and Interaction With Mechanisms of Altered Cortical Excitability[J]. Front Neurol, 2021,5(11):605335.

[98] 樊海燕, 赵小军. 神经外科昏迷流涎患者的护理策略分析[J]. 中国药物与临床, 2020,20(05):865-867.

[99] 美国欧洲压力性溃疡咨询委员会（EPUAP）, 美国压力性损伤咨询委员会（NPIAP）, 美国泛太平洋压力性损伤联盟（PPPIA）. 压力性损伤临床防治国际指南[M]. 王泠, 胡爱玲, 译. 北京: 人民卫生出版社, 2021.

[100] 中华医学会肠外肠内营养学分会, 中国人体健康科技促进会肠道微生态与肠菌移植专业委员会, 上海市预防医学会肠道微生态专业委员会. 慢性便秘肠道微生态临床应用中国专家共识（2024版）[J]. 中华胃肠外科杂志, 2024,27(04):326-337.

[101] KOTARO M, TETSUO Y, YOSHIHIKO T, et al. Japanese Practice Guidelines for Fecal Incontinence Part 1-Definition, Epidemiology, Etiology, Pathophysiology and Causes, Risk Factors, Clinical Evaluations, and Symptomatic Scores and QoL Questionnaire for Clinical Evaluations-English Version[J]. Journal of the anus, rectum and colon, 2021, 5(1):52-66.

[102] ALAVI K, THORSEN A J, FANG S H, et al. Clinical Practice Guidelines Committee of the American Society of Colon and Rectal Surgeons. The American Society of Colon and Rectal Surgeons Clinical Practice Guidelines for the Evaluation and Management of Chronic Constipation[J]. Dis Colon Rectum, 2024, 67(10):1244-1257.

[103] 何静婷, 喻姣花, 杨晓霞, 等.《成人患者经皮内镜胃造瘘及空肠造瘘护理管理的临床实践指南》解读[J]. 中国实用护理杂志, 2019,35(24):1841-1845.

[104] 中国吞咽障碍膳食营养管理专家共识组. 吞咽障碍膳食营养管理中国专家共识（2019版）[J]. 中华物理医学与康复杂志, 2019,41(12):881-888.

[105] 李小寒, 尚少梅. 基础护理学[M]. 北京: 人民卫生出版社, 2022:259-263.

[106] 王欣然, 孙红, 李春燕. 重症医学科护士规范操作指南 [M]. 北京：中国医药科技出版社, 2016:122-127.

[107] 重症监护病房医院感染预防与控制规范 WS/T 509—2016[J]. 中国感染控制杂志, 2017,16(2):191-194.

[108] 中华医学会呼吸病学分会呼吸治疗学组. 人工气道气囊的管理专家共识（草案）[J]. 中华结核和呼吸杂志, 2014,37(11):816-819.

[109] 李向芝, 胡丽君, 王娅敏, 等. 成人重症患者人工气道湿化护理专家共识 [J]. 现代临床护理, 2023,22(11):1-10.

[110] 吴为, 黄海燕, 李波, 等. 呼吸机雾化吸入疗法护理实践专家共识 [J]. 现代临床护理, 2022,21(4):8-17.

[111] 气管切开非机械通气患者气道护理：T/CNAS 03—2019 [S]. 北京：中华护理学会, 2019, 11, 10.

[112] URUSHITANI M, WARITA H, ATSUTA N, et al. The clinical practice guideline for the management of amyotrophic lateral sclerosis in Japan-update 2023[J]. Rinsho Shinkeigaku, 2024, 64(4):252-271.

[113] MEAD R J, SHAN N, REISER H J, et al. Amyotrophic lateral sclerosis: a neurodegenerative disorder poised for successful therapeutic translation[J]. Nat Rev Drug Discov,2023, 22(3):185-212.

[114] MILLER T M, CUDKOWICZ M E, GENGE A, et al. Trial of Antisense Oligonucleotide Tofersen for SOD1 ALS[J]. N Engl J Med, 2022, 387(12):1099-1110.

[115] WEI Y, QIAO Y, JIANG G, et al. A Wearable Skinlike Ultra-Sensitive Artificial Graphene Throat[J]. ACS Nano, 2019, 13(8):8639-8647.

图书在版编目（CIP）数据

运动神经元病康复护理指导手册 / 中国残疾人联合会编. -- 2 版. -- 北京：华夏出版社有限公司, 2025.
ISBN 978-7-5222-0841-1

Ⅰ. R744.809-62；R473.74-62

中国国家版本馆 CIP 数据核字第 2025EJ2572 号

运动神经元病康复护理指导手册

编　　者	中国残疾人联合会
责任编辑	张晓瑜
责任印制	顾瑞清

出版发行	华夏出版社有限公司
经　　销	新华书店
印　　刷	三河市万龙印装有限公司
装　　订	三河市万龙印装有限公司
版　　次	2025 年 3 月北京第 2 版　　2025 年 3 月北京第 1 次印刷
开　　本	710×1000　1/16 开
印　　张	16.5
字　　数	234 千字
定　　价	79.00 元

华夏出版社有限公司　地址：北京市东直门外香河园北里 4 号　　邮编：100028
　　　　　　　　　　网址：www.hxph.com.cn　电话：(010) 64663331（转）
若发现本版图书有印装质量问题，请与我社营销中心联系调换。